Jean Weselbach

Das Wort will Wirklichkeit

Euphorismen der Reflexionszonenmassage

Coverbild:
"The Great Wide Open"
Größe: 76 x 100 cm
Technik: Acryl/Leinwand
Jahr: 8/2000

Christian Dadlhuber
Höllgasse 12
94032 Passau

Kalligraphien:
Grafik-Studio Stark
Am Schnellertor 5
97753 Karlstadt

Redaktionelle Gestaltung:
Ursula Batliner und Gabriela Lotz,
Würzburg

Jean Weselbach

Das Wort will Wirklichkeit

Euphorismen der Reflexionszonenmassage

Edition Noëma

Die Deutsche Bibliothek - CIP-Einheitsaufnahme:
Ein Titeldatensatz für diese Publikation ist bei
Der Deutschen Bibliothek erhältlich

∞

Gedruckt auf alterungsbeständigem, säurefreien
Papier
Printed on acid-free paper

ISBN: 3-89821-263-7

Printed in Germany

Meiner innig liebenden
wie zugleich innig
geliebten Mutter
gewidmet

Prooemium (Vorrede) – zugleich Prolegomenon einer künftigen Philosophie

Hier kommt sie: die Reflexionszonenmassage II (= RZM II)[1].
Nachdem sich der ursprünglich vorgesehene Erscheinungstermin nicht mehr halten ließ, sollte kein x-beliebiges Datum gewählt werden, sondern ein geeigneter Zeitpunkt für die Publikation gefunden werden. Ein solcher ist u. E. mit dem Jahr 2003 gegeben, in dem der 200. Jahrestag der Säkularisation „begangen“ wird. Der im April 1803 wirksam gewordene Reichsdeputationshauptschluß bedeutet eine historische Zäsur ersten Ranges, deren Folgen und Aus-

[1] Wer am zeitlichen Entstehungsfaktor nicht interessiert ist, kann sogleich zum „Seinsgrund“ des Buches springen. (S.15, Absatz „Anders gesagt ...“)

wirkungen bis heute unübersehbar und allenthalben spürbar sind.

Die Säkularisation – damals eine „Revolution von oben“ – ist, indem sie ihr Pendant in einer „Revolution von unten“ fand, praktisch nahtlos in die Epoche der Säkularisierung übergegangen. Beide Entwicklungen – Säkularisation und Säkularisierung – sind Vorgänge, die bis heute nicht vollständig abgeschlossen sind. Eine solche Zäsur – ein Einschnitt – kann wie jede Geburt von etwas Neuem niemals ein schmerzloser Vorgang sein. Entscheidendes Bewertungskriterium solcher Vorgänge ist, ob eine neue Dynamik, ein Verlebendigungsprozeß, sprich ein Mehr an Freiheit, Menschlichkeit und Lebensqualität dadurch freigesetzt wurde oder nicht. Bei aller grundsätzlichen Ambivalenz historischer Prozesse und unter Anerkennung ihrer Diskussionswürdigkeit dürfen freilich die Fakten nicht außer Acht gelassen werden: 1803 markiert eine *System*änderung, die im Gefolge auch den Menschen in seinem *Selbst-* und *Welt*verständnis verändert hat. Dieses Datum hat mit der neuen Ordnung eine neue „Ortung“ des Menschen im Ganzen der Wirklichkeit zur Folge. Davon geht die RZM aus, und sie arbeitet daran, den Prozeß der erkennbar zunehmenden Selbstwerdung des Menschen weiter zu befördern. Darum will sie die Zweihundertjahrfeier der Säkularisation nicht bloß „begehen“, wie dies jetzt eher verhalten geschieht – es fällt auf, daß andere markante Ereignisse der Geschichte der Neuzeit, die sich nicht einmal auf deutschem Boden abgespielt haben, wie beispielsweise die Französische Revolution, in den Medien weit mehr Beachtung fanden –, sondern sie sieht diese vielmehr als Anlaß zum Feiern, auch wenn dies wohl manchem Repräsentanten der Amtskirche nicht so recht gefallen mag. Wenn man aber bedenkt, daß im ausgehenden 18. Jahrhundert – nur wenige Jahre vor der in Rede stehenden Zäsur – die letzten Hexenverbrennungen stattgefunden haben, wird deutlich, daß mit dem Jahr 1803 tatsächlich das Mittelalter definitiv sein Ende findet. Sollte dies etwa kein Grund zum Feiern sein? ‚Feiern' soll freilich nicht heißen, nur einen Erinnerungstag zu „begehen", sondern den eingeschlagenen Weg konsequent weiterzugehen. Jeder Neuanfang, so sehr ihm Zukunft innewohnt, verweist immer auch auf den Ursprung der Sache zurück und verlangt eine Rückbesinnung auf die Grundidee. Im Falle der Säkularisation meint dies einen radikalen Sprung zurück an den Anfang der Welt, also der Schöpfung der Welt durch Gott. Wenn es in Gen 1,28 heißt: „Macht e u c h die Erde untertan", so liegt darin eine erste klare Aufforderung an den Menschen, sich der Welt zuzuwenden, ein Ruf zur „Säkularisierung der Welt". Mit dem „euch" kann man durchaus das Individuum in seiner Autonomie angesprochen sehen, was – soziologisch verlängert – die Geburtsstunde der neuzeitlichen Demokratie bedeuten würde. In dasselbe Horn der Verweltlichung des Menschen und der Welt – und das heißt der Vermenschlichung des Menschen und seiner Welt – stößt Jesus mit seinem urlebendigen Wort und Wirken. Er sorgt für klare Verhältnisse: „Gebt dem Kaiser, was des Kaisers, gebt Gott, was Gottes ist." (Mk 12,17). Kann eine Trennung von Staat einerseits und Religion bzw. Kirche andererseits klarer formuliert sein? Ferner fällt auf, daß bei Jesus eine Prävalorisierung der Profanität gegenüber der Sakralität stattfindet, wenn nämlich der Versöhnung mit dem Bruder Vorrang vor dem Gang zum Altar eingeräumt wird (vgl. Mt 5,23 f). Mit Jesus beginnt somit eine neue Achsenzeit. Die vertikale Achse, symbolisiert in der in Jesus manifesten Inkarnation Gottes in diese Welt hinein, legt sich in Jesus selbst um in die horizontale Achse, nämlich seine Inkarnation in die Welt hinein durch sein Wort und Wirken.

Wenn es überdies im Sinne Jesu darauf ankommt, die „Zeichen der Zeit“ zu erkennen, wird ein deutlicher Zug seiner Weltzuwendung erkennbar. So wird evident, daß „Säkularisierung“ Jesu ureigenstes und zentrales Anliegen gewesen ist. Im Sinne seiner Nachfolge geht es folglich darum, Veränderungen, insbesondere solche struktureller Art, auf dieser Denklinie anzustoßen und ihnen zum Durchbruch zu verhelfen. Die RZM geht dabei sogar so weit, daß sie über eine Säkularisierung des Lebens hinaus auch eine „Säkularisierung des Glaubens“ postuliert. Angesichts des 11. September 2001 bleibt ihm im Grunde keine andere Wahl. Denn dieses Datum markiert auch eine welthistorische Zäsur der Theologie: Sie bedeutet das Ende der Rechtfertigungstheologie. So geht es nicht an, wie die Terroristen es taten, sich lediglich auf Gott bzw. auf den Glauben zu berufen, um damit ein wie immer geartetes Verhalten an den Tag zu legen und zu legitimieren. In diesem Fall war es destruktiv und grausam genug. „Säkularisierung des Glaubens“ hätte also im Sinne einer Entdogmatisierung, Entideologisierung des Glaubens zu wirken; sie beinhaltet, positiv gewendet, eine Hinwendung des Glaubens zur Welt dergestalt, daß es mit den menschlichen Verhältnissen wahrhaft und wirklich vorangeht.

Soviel sozusagen zur „Zeitigung“ des Buches, d.h. zum Anlaß seines Erscheinens. Dieser geht freilich eine integrale Symbiose mit der Motivation, der Denk- und Stoßrichtung des Buches ein, wie im folgenden noch erkennbar werden soll. Kommen wir also von der Zeit zum Sein.

Anders gesagt, sind wir damit nun beim genuinen Anliegen der RZM, dem methodischen Instrument der Logosophie, angekommen. Dieses besteht darin, einen Beitrag zu einem „Aggiornamento des 21. Jahrhunderts“ zu leisten, nämlich ein von der Vernunft her bestimmtes Selbst-, Welt- und Transzendenzverhältnis zu begründen und zu entfalten. Die Logosophie stellt eine Weiterführung herkömmlicher Theologie dar, insofern der Heideggersche Gedanke des Gestimmtseins des Daseins, welches der Rationalität der Wirklichkeit vorausliegt, aufgenommen und produktiv eingearbeitet wird. „Produktiv“ meint hier die Umsetzung der Annahme, daß das Dasein nicht nur gestimmt, sondern auch stimmend und bestimmend ist. Wie sieht nun eine gegenwärtige Sein-und-Zeit-Diagnose aus?

Allenthalben – nicht nur in diesem Land – herrscht Stagnation. Es geht und bewegt sich kaum etwas voran. Diese Situation läßt sich charakterisieren als ein „Herrschen von Zuständen“.

Strukturen haben sich zu Systemen verhärtet und haben sich dabei zementiert. Was fehlt und dringend not tut, ist ein Befreiungsschlag: die Lebendigkeit eines Geschehens. Dieses „Herrschen von Zuständen“ hat seine tiefere Ursache in einer Erstarrung des Geistes. Die Hoffnung, nach dem Zusammenbruch der alten ideologischen Systeme (zuletzt des Kommunismus) würde eine neue Welt(ordnung) entstehen – liberaler und liquider –, hat sich bis heute nicht erfüllt.

Erst jetzt – im sogenannten Reformstau – beginnt man zu realisieren, von welch immensen Verkrustungen unser Gesellschaftssystem geprägt ist. Das Einzige – zugespitzt gesagt –, dessen Dynamik geblieben ist oder sich gar noch vermehrt hat, ist das Mach- und Machtwerk von Manipulation und Suggestion, dem der Mensch heute – besonders durch die Medien – ausgesetzt ist. Auch dies läuft unter dem Titel „ideologische

Entfremdung". Wie – so die bange Frage – wird es möglich sein, aus diesen Dilemmata und auch den Circuli vitiosi wieder herauszukommen? Hier genau versucht die Logosophie anzusetzen.

Was ist die Logosophie und was will sie?

Logosophie bedeutet – wörtlich vom Griechischen her – elementar, aber doch treffend „Wortweisheit". Das griechische Wort „logos" ist ein semantisch komplexer Begriff, welcher eine Vielzahl unterschiedlicher Bedeutungen in sich vereinigt: Wort, Rede, Begriff, logisches Urteil, umfassender Sinn, menschliche oder göttliche Vernunft bzw. Weltvernunft, Vernunft Gottes als Weltschöpfungskraft, Offenbarung, Wille Gottes und Mensch gewordenes Wort Gottes (in der Person Jesu).

„Logos" ist, wenn man so will, ein ganzheitlicher Begriff, dessen einzelne Bedeutungen in einem inneren Sinn- und Verweisungszusammenhang stehen, sogar in einem wechselseitigen Begründungs- oder Erhellungsverhältnis. So ist beispielsweise evident, daß die Bedeutungen „umfassender Sinn" oder „logisches Urteil" nicht ohne die Bedeutung „Vernunft" auskommen. Hier liegt, genauer gesprochen, ein Deduktionsverhältnis vor oder – aus der Gegenperspektive betrachtet – ein Verhältnis der *Re*-duktion, der Rückführung eines Begriffes nämlich auf einen grundlegenderen, von dem her die anderen Bedeutung und Sinn empfangen. Der fundamentalere Begriff ist hier der der Vernunft. Da aber Vernunft und Logos nicht absolut (im wahrsten Sinn des Wortes „losgelöst") sind, sondern sich immer in Sprache artikulieren, mit der Maßgabe, möglichst angemessen die Wirklichkeit zu treffen, kommt ihnen in hohem Maße ein Wahrheitsanspruch zu, welcher freilich klar unter das universale Sinnkriterium gestellt ist. So kristallisieren sich praktisch drei wesentliche Tiefenbedeutungen für den Logos heraus: Vernunft – Wort – Sinn. Dies ist genau die Grundformel und auch die methodische Trias der Logosophie. In den Wechselbeziehungen dieses begrifflichen Dreiecksverhältnisses liegt genau der Schlüssel zum Verständnis der Logosophie.

Die so konstituierte Trias kann allerdings leicht zu einem Mißverständnis führen, insofern diese Begriffe keine statischen Größen – in friedlicher Koexistenz – sind, sondern sich diese vielmehr in einem höchstlebendigen, dialektischen Prozeß befinden. Hier kommt das dem Begriff des Logos ebenfalls inhärente Moment des Schöpferischen zum Tragen.

In Anlehnung an Hegels Definition der Logik als einer „Selbstbewegung des Gedankens" könnte man bei der Logosophie von der „Selbstbewegung des Wortes" sprechen, wobei dies nicht im netzfreien, haltlosen Raum der Akrobatik, sondern auf dem Boden eines Grundgedankens geschieht, der gleich noch näher auszuführen sein wird.

Wie stehen nun Logosophie (= LS) und RZM zueinander?

Sie sind im Grunde genommen dasselbe, sie sind wie die zwei Seiten einer Medaille. Handelt es sich bei der LS um den wissenschaftlichen Terminus, der das Feld der Untersuchung und Bearbeitung angibt und beschreibt, so spezifiziert die RZM die Methode, mit der die LS arbeitet. Die RZM bezeichnet den analytischen "approach" an die Worte und Begriffe, um den darin liegenden, verborgenen – teilweise verzerrten oder verschütteten – Sinn zu eruieren und ans Tageslicht zu fördern. So ist die Reflexionszonenmassage also nicht primär eine „Massage“ am Menschen, sondern an den Sachen und Sachverhalten; sie ist der Versuch, Husserls Vermächtnis des „Zu den Sachen selbst“ in bezug auf

die Sprache wenigstens ein Stück weit einzulösen.
Spätestens hier wird klar, daß sich die LS als phänomenologischer Ansatz versteht. Sie begreift sich als Sinnwissenschaft, die aber den Sinn nicht als etwas Vorgefundenes oder Vorgegebenes ansieht, sondern diesen durch die RZM eben erst herauszubringen sich bemüht. Daß dies nicht immer bzw. nicht immer vollgültig gelingen kann, versteht sich eigentlich von selbst. So möchte der Autor auch gerne hoffen, daß der Leser diesen Geburtsvorgang mit Verständnis und Nachsicht beobachtet und begleitet.
Zugegeben – dieses Buch erhebt einen hohen Anspruch, welchen man so auf einen Fundamentalnenner bringen könnte: Es will eine Selbstöffnung der Sprache in Gang setzen bzw. deren Selbstoffenbarung hervorrufen. Mit dieser Selbstoffenbarung soll freilich keine metaphysische Qualität angezeigt sein,

durchaus aber eine transzendentale, insofern gerade – im Anklang an den theologischen Begriff der Offenbarung (vgl. den Johannes-Prolog: „Im Anfang war das Wort“) – das schöpferische Moment eine zentrale Rolle spielt. Der Autor will also quasi die Schale des Logos öffnen, um dessen Kern hervortreten zu lassen. Es geht dabei um eine radikale Selbstklärung der Sprache, genauerhin um die Aufdeckung ihrer urlebendigen Tiefendimension. Indem die Sprache ihrer selbst ansichtig wird, wird sie luzide und transparent. Die Logosophie leistet so auch einen Beitrag zur Wahrheitsfindung im Sinne der Enthüllung der ‚Unverborgenheit‘ – griechisch „aletheia“ –, was gewöhnlich mit ‚Wahrheit‘ übersetzt wird und worin für Heidegger der Sinn von Sein überhaupt liegt.

Ansatz und Anliegen von LS/RZM hat Dr. Josef Döbber in einer Rezension von Band I der „Euphorismen“ konzise und markant auf den Punkt gebracht, wenn er die poetisch-logosophischen Denk-Versuche als einen eigenwilligen Ansatz zu einer inneren Phänomenologie des Wort-Sinnes als eines unableitbaren Wirklichkeitsmodells von seinshaftem Geschehen überhaupt auffaßt. Er sagt dazu: „In den aphoristischen Denkschritten, die durchaus zu einer höher ausgreifenden (wenngleich unausdrücklich bleibenden) Gesamtkonstellation tendieren, vollzieht sich eine sprachlich-ontologische Suchbewegung höchsten Grades, die nicht nur ein originäres Sprachdenken, sondern im selben Maße auch ein echtes ‚Sprachhören' genannt zu werden verdient. Es geht um eine implizite ‚Ontologie des Wortes' selbst, d.h. um die absolut selbstursprüngliche, gedanklich-sprachliche Bewegung – jedes Wort trägt nicht nur seinen eigenen Ursinn in sich, es geht und springt auch noch in eine prinzipielle Vielzahl von Sinnmöglichkeiten unableitbarer Art auseinander. So ist die Logosophie unterwegs zu einer eigenwilligen Tiefenphänomenologie des Wort-Sinnes – und sie bricht an immer neuen Stellen durch in die so originäre wie verblüffende Dimension abgründiger Weisheit des Logos als des urlebendigen Wortes selbst.“[2]

Hier wird der letztlich hermetische Ansatz der Logosophie deutlich, insofern es um die schöpferische Selbstgeburt von Sprache geht. Die Selbsthebung des Wortes geschieht durch Rückhebung in dessen Ursprung. Der Gedanke bricht sich selber Bahn oder: Die Sprache geht auf Tuchfühlung mit sich selbst und bringt sich so selbst zur Sprache. Der Gelingenscharakter bzw. die Authentizität des Gesagten findet folgerichtig Kriterium und Maß einzig an diesem

---

[2] Josef Döbber: Weisheit des Wort-Sinnes. http://www.8ung.at/josef-doebber/phil13.html. S.2ff., März 2002

strengen ‚Selbsthervorgang' (H. Rombach).

Wenn es der LS mithin um die Sprache des Menschen geht, dann geht es ihr letztlich um den menschlichen Geist. Denn Sprache *hat* und *ist* selber – in gewissem Sinn – Geist. Die Sprache stellt die ureigenste Möglichkeit des Menschen als Menschen dar, sie ist so das auszeichnende Humanum schlechthin. Sie hebt uns ab vom Tier, und nicht nur dies, sie hebt auch den konkreten Einzelmenschen vom jeweils anderen ab. Können einerseits Worte zu Worthülsen verkommen, kann Sprache zur Schablone oder gar zur Ideologie degenerieren, so birgt sie andererseits doch eine ungeheure Kraft und Macht in sich, ein enormes, oft unvermutetes Kreativitätspotential. Sprache ist aber nicht bloß Ausartikulation des Denkens, sie ist darüber hinaus Ausdrucksmöglichkeit von Mensch*sein*, einem Menschsein, dem wahre humane Dignität eignet.

Hier genau liegt der Bezugspunkt zum Titel des Buches: „Das Wort will Wirklichkeit“. Es will eine neue Wirklichkeit, speziell eine neue Wirklichkeit des Menschseins, das von einem neuen Geist geleitet – oder besser – durchströmt ist. In Gal 5, 1 heißt es: „Zur Freiheit hat uns Christus befreit.“ Das ist kein Pleonasmus, sondern eine dezidierte, programmatische, logosophisch relevante Feststellung. Hier werden Weg bzw. Methode (Befreiung) und Ziel (Freiheit) zusammengezogen, und zwar so, daß sie auf der Linie innerer Konsistenz zu liegen kommen. Das Ziel „Autonomie“ wird also nicht über „Heteronomie“ angestrebt. Insofern – und nur insofern – gilt: Der Weg ist das Ziel.

Genauso verhalten sich RZM und LS zueinander. Die Frohbotschaft Jesu ist eine Botschaft der Freiheit. Freude setzt dabei Freiheit voraus, sie kann sich erst auf ihrem Boden entfalten, und sie braucht dazu ferner einen weiten Horizont, einen Sinnhorizont (in Jesu Terminologie „Reich Gottes"). So gesehen war Jesus der erste Logosoph. Das läßt sich über diesen fundamentalen Sachverhalt hinaus in seinem diesem konkret korrespondierenden Umgang mit Menschen verifizieren: Er sprach sein Wort, und es ereignete sich Sinn (beispielsweise in einer Heilung).

Auf dieser Linie versteht sich dieses Buch als Sprach-Philosophie, als eine Philosophie lebendigen Sprechens in der Form aphoristischer Artistik.

Mag das gewählte Stilmittel – der Aphorismus – dieses Buch als Exponat eines literarischen Pointillismus erscheinen lassen, so ist doch *per intentionem* etwas anderes angezielt. Auch wenn man der Einschätzung der Philosophin und Psychologin Dr. Ulla Tittor folgt, wonach die Postmoderne aphoristisch sei, und überdies Theodor Fontane eine bedeutsame Erkenntnis zugutehält, wonach ein Aphorismus die Weisheit eines ganzen Buches in einem Satz beinhalte, wird damit noch nicht jegliche Skepsis über diese Form ausgeräumt sein. Folgt man ersterer – eher formalen – Qualifizierung, müßte man dieses Buch wohl als Trend-Buch bezeichnen, was es gewiß nicht ist und auch nicht sein will. Treffender wäre dann schon eine Einordnung als Anti-Trend-Buch. Zum einen, weil – formal betrachtet – die literarische Gattung des Aphorismus derzeit eher Seltenheitswert besitzt, zum anderen, weil es inhaltlich den derzeit grassierenden „Geist der Schwere" (F. Nietzsche) ebenso durchgängig wie beherzt angreift. Wird also aus dem Anti-Trend-Buch gar noch ein Trend-Buch? (Schließlich hat doch jeder Trend sozusagen einmal klein als Anti-Trend angefangen!)

Andererseits soll – bezogen auf Fontanes Würdigung des Aphorismus – dieses Buch keinesfalls unbescheiden zur Bücher-Sammlung hochstilisiert werden.

Was ist es dann? Eine *Kom*-position von Bausteinen – genannt Euphorismen, welche ein Ganzes ergeben, der Aufbau eines Gedankenmosaiks, dem es um Präzision, Feinheit (Ausdifferenziertheit), aber auch um Stringenz, innere Stimmigkeit und Ausgewogenheit der Einzelmomente geht. Diesem Mosaikbild liegt eine Struktur (lat. struere - aufbauen) zugrunde, ein zartes Gewebe, das diese Einzelmomente zusammenbindet und zusammenhält. Es ist dies der Freiheitsgedanke, der die Sinn-Tiefe dieser Sprach-Philosophie ausmacht und dem sich dieses Buch ganz verschreibt. Auf dieser Basis ruht und beharrt es. Diese ‚Philosophie der Freiheit' versteht sich jedoch keinesfalls als Anti-Dogmatik; denn es wäre gar zu billig, einer Dogmatik, die von ihrem Wesen her mit einer solchen Sprach-

Philosophie gewiß schwer verträglich ist, eine Anti-Dogmatik entgegenzustellen. Die RZM II sucht und bahnt sich einen Weg zwischen der Szylla der Dogmatik (in welchem Bereich auch immer) und der Charybdis einer jeden Art von Anti-Dogmatik. Es kommt ihr auf die Öffnung eines dritten, neuen Weges, auf die Eröffnung eines schöpferischen Gedanken- bzw. Wortflusses, letztlich einer Verlebendigung des Lebens selbst an. Angesagt ist Fluxus im Alltag, welcher für die RZM wahrlich kein Luxus ist. Doch noch ist die Frage der Option für den Aphorismus nicht hinreichend beantwortet.

Bei Ludwig Wittgenstein ist das Sprachspiel auf die Wirklichkeit bezogen, ja bestimmte Teilbereiche der Wirklichkeit spielen selber ihr je eigenes Sprachspiel. Die RZM bezieht nun das Sprachspiel radikal auf die Sprache selbst. Dabei ist der Euphorismus (als Variante des Aphorismus), der wesentlich vom

Sprachspiel lebt (und zwar in einem weiten Sinn, denn er bedient sich unterschiedlichster Sprachfiguren), wohl als adäquate Form des Sprachspiels anzusehen, denn in wissenschaftlicher Prosa ließe sich das Angezielte nicht annähernd realisieren.

Ein solcherart definiertes, ‚höheres' Sprachspiel ist dann gerade nicht einem bloß formalen Zweck unterworfen – und artet so vielleicht in bloße Spielerei aus –, sondern weiß um sich und weiß sich zugleich dem Ganzen des Gedankens, d. h. der Wirklichkeit verpflichtet. Wenn also die Wirklichkeit partiell oder punktuell zum Sprachspiel wird, ist darin mehr Ernst im Spiel, als mancher zu denken oder zu glauben wagt.

Es darf im übrigen sicher auch gespielt werden um des Spielens willen. Und so wird der wahre „homo ludens" sicher eher erbaut als erbost sein, wenn die RZM II wohl nicht überall den gleichen

Tiefgang hat – wie auch schon die RZM I. Für echtes Gelingen gibt es niemals eine absolute Garantie. Eines steht aber fest: Auch der beste bzw. intensivste Tiefseetaucher muß irgendwann an die Oberfläche zurück. Und so korrelieren bzw. korrespondieren einander Kreation einerseits und Re-kreation andererseits. So wird der verständige Leser beim "easy-going"-Charakter manches Gesagten sicherlich nicht die Nase rümpfen, sondern sich zurücklehnen und „relaxen". Wäre dieser Charakter nicht intendiert, er müßte erfunden und gezielt eingebaut werden, um den Leser nicht zu überlasten und um den euphoristischen Grundton nicht zu gefährden. Wenn gesagt ist, daß Sprache im logosophischen Sinn Geist *hat* und *ist*, dann meint dies auch, daß sie Mittel und Zweck zugleich ist.

„Wortweisheit" vermittelt einen bestimmten Geist, der selbst Ursprung neuer Geistentfaltung werden will. Motivation und Intention kommen so zu vollständiger Kongruenz. Damit ist schließlich auch das zentral dianoetische Anliegen des Buches angesprochen: Die Eupho*n*ie des Wortes sucht ihren Ausdruck in der Eupho*r*ie des Lebens. Nicht Exzessivität, sondern Expressivität ist angezielt, nicht Extensität des Soseins, sondern Intensität und Ekstase (als bis zur Grenze gesteigerte Intensität) des Daseins. Das alles soll angestoßen, d.h. erlebbar und somit auch lebbar gemacht werden. Es gilt der Satz: Kunst kreiert Kunst. Darum auch die ‚verdichtete' Sprache, die ein Borderline-Phänomen zwischen Hermetik und Hermeneutik darstellt, eine Gratwanderung zwischen expliziter Sprache der Wissenschaft und impliziter Sprache der Poesie, um das Unverborgene, die Wahrheit (aletheia) ans Licht zu heben. Durch die Mixtur dieser Sprachen ergibt sich – und nur so – auch der eigentümlich appellative Charakter der

Aphorismen. So gesehen fungiert die RZM als „Transzendentalpoesie neuer Art“, die ebenso ergründend erheitern wie erheiternd ergründen will.

Noch einmal anders und zugespitzt gesagt: Die RZM ist reflektierte Selbst- und Welterfahrung, die den darin entdeckten Logos zu Aphorismen gerinnen läßt und auf diese Weise den Topos eines neuen Seinssinnes aufgehen lassen will. Sie ist so zugleich so etwas wie eine „implizite Autobiographie“. Möge es ihr aufgrund dieses ihres reflexnarrativen Charakters gelingen, die Sprache für das Leben bewußter zu machen, und zwar hinsichtlich der Perzeption wie auch der Apperzeption gesprochener bzw. gehörter Sprache. Der Autor hofft auf Zuspruch – trotz des angedeuteten Anspruchs der Sache, wobei Ein- und Widerspruch nicht als Störfaktor, sondern als produktiver, dynamisierender Faktor angesehen und willkommen ist. Denn wie heißt es bei

Sigmund Freud so schön: „Die Stimme der Vernunft ist leise, aber sie ruht nicht, ehe sie sich Gehör verschafft hat." Damit ist der Gedanke zur Intention des Buches selbst zurückgekehrt. Im Ende liegt der Anfang. Lasse der neugierig gewordene Leser sich nun ein auf die Weisheit des Wort-Denkens!

Würzburg, im Sommer 2003
Jean Weselbach

Liebe

1
Die Liebe kennt ihren Grund, gibt ihn aber nicht preis.
Gäbe sie ihn preis, würde sie sich in den Abgrund stürzen.

2
Der sibyllinische Syllogismus der Erotik:
Die Liebe ist rot.
Rot ist aggressiv.
Also ist die Liebe aggressiv.

3
Wenn einem erst hinterher die Augen aufgehen, war es nicht *die* Liebe. In der wahren Liebe fallen Wahrnehmung und Erkenntnis in eins.

4
Der Busen ist das Sinnbild für das aufblühende Leben.

5
Liebe ist keine Zusage, sondern primär ein Sich-zusagen. Das besagt mehr.

6
Die Männer wollen angeblich „nur“ *das* Eine.
Hat das Eine nicht mit Einheit oder Einigung zu tun?

7
Liebe heißt nicht nur Verstehen, sondern auch und gerade das Nicht-Verstehen verstehen – und überstehen können.

8
Die Ehe ist wie eine Vase für die aufblühende Liebe.

Wenn ein Mann
bei einer Frau
ins Schleudern kommt,
muss sie zu
kurvenreich für ihn sein.

Jean Wesselbach

10
Wer sich zusagt, hat sich auch etwas zu sagen.

11
Die Exotik ist der Erotik Elixier.

12
Vielleicht sollte Nietzsches Übermensch so verstanden werden: Der Mann übermannt sich auf die Frau hin, die Frau überfraut sich auf den Mann hin. Das wäre Emanzipation im Sinne mutualer Transzendenz.

13
Die Sexualität gleicht hohem Seegang. Darum haben die Alten vom Hafen der Ehe gesprochen.

14
Was unterscheidet Mathematik und Frau voneinander? Bei ersterer gibt's die Kurvendiskussion, bei letzterer das Kurvenerleben.

15
„Schön Wetter machen" in einer Beziehung ist nicht nur legitim sondern indiziert.
Wetter als Modell für Stimmung: Wie gutes Wetter schlechtes vergessen macht, tut dies auch die Stimmung.

16
Natur und Mensch laufen nicht immer synchron. Wenn sich Bäume entblättern, wird's Herbst, wenn sich Menschen entblättern, Frühling.

17
Die Brennpunkte der Liebesellipse heißen: sich ergeben und vergeben.

18
Die Liebe ist die „coincidentia partis et toti“: Du bist mein ein und alles.

19
Reize sind zum Reizen, nicht zum Geizen da.

20
Das Negligé ist beileibe keine Quantité négligeable!

21
Gilt nicht nur in der Liebe, sondern sogar in der Schule:
Fröhlich sein, Gutes tun und Schönes zeigen.

22
Das Betthupferl steht heute nicht mehr auf dem Nachttisch. Es hat sich verselbständigt, d.h. personalisiert.

23
Das Präfix “ver” markiert in der Liebe das “verum”: verlieben, verführen, vergeben.

24
In der Liebe ist Transzendenz nicht die Übersteigung des sinnlich Erfahrbaren, sondern Vollendung der Immanenz, so paradox es klingt. Sie ist Steigerung des Sinnlichen ins Unendliche.

25
Wer sagt’s denn?
Das Verbalspiel mit einem fiktiven anderen Partner ist der geniale Flirt für real existierende Dauerpartnerschaften.

26
Je mehr Busen gezeigt wird, desto weniger Herz wird gezeigt.

Für die schreibfaule Gesellschaft:
Komplimente sind mündliche Liebesbriefe.

Jean Weselbach

28
Schlimmer noch als ihre Kommerzialisierung ist die Vulgarisierung und Obszönisierung des Sexuellen.

29
Ist die Partnersuche eine Leidenschaft, ist sie ein Leiden, das den Partner schafft.

30
In der Industrie gilt: form follows function.
In der Liebe: function follows form.

31
Ob eine Frau eine schöne Kopfstimme hat, ist nicht entscheidend. Sie muß einen schönen Kopf und eine schöne Stimme haben. Kombilösungen können auch übers Ziel hinausschießen.

32
Der Zungenkuß ist die schönste Form des In-Zungen-Redens.

33
Partnerschaft muß die Balance zwischen Führung und Verführung halten. Vorführung ist ihr Tod.

34
Sex hat keinen Charme, Erotik wohl.

35
Freundschaft ist Gedankenaustausch, Liebe Gefühlsaustausch.

36
Wer die Partnersuche beendet hat, hat noch nicht definitiv gefunden. Zueinanderfinden ist kein einmaliger Vorgang, sondern eine Daueraufgabe.

37
Wer sich verheiratet, läuft von vornherein Gefahr, sich zu ver-heiraten.

38
Natürlich gibt es die Liebe auf den ersten Blick. Sie verträgt aber auch einen zweiten Blick.

39
Die Emanzipation ist nicht vollendet, solange zwei menschliche Merkmale bei Mann und Frau falsch zugeordnet werden. Beim Mann ist dies der Schluß von der Schönheit auf die Intelligenz, bei der Frau machen manche Männer bei der Schönheit schon Schluß.

40
Die Liebe heilt. Die Zeit hinterläßt Narben.

41
Die schönste, wenngleich nicht ungefährliche Grenzüberschreitung ist noch immer die Liebe.

42
Probates Mittel gegen den Pansexualismus: Jeder kann sich selbst eine verkehrsberuhigte Zone einrichten.

43
Für ein Kompliment ist das Schöne nicht selbstverständlich, sondern es drückt es selbstverständlich schön aus.

44
Die Morbidität des Daseins hat auch und gerade nicht vor der Liebe Halt gemacht. Wer ständig ins Bett muß, muß sehr krank sein.

45
Das ist die bipolare Spannung von Identität und Differenz in der Partnerschaft von Mann und Frau: Das Paar weiß um die Gemeinsamkeiten und genießt die Unterschiede.

46
*A*ugen und *O*hren sind das *A* und *O* der sinnlichen Liebe.

47
Das Schöne an den Kurven der Frau ist, daß sie den Mann ekstatisch über seinen Ego-Rand hinaustragen und ihn dann doch wunderbar auffangen.

48
Die Liebe sucht nicht Hilfe bei der Astrologie. Sie holt die Sterne vom Himmel.

49

Die wahren Sätze sagt man sich in der wahren Liebe nicht zuletzt sondern zuerst.

50

Umkehr der Sprachregelung:
Im alten Israel einen Mann zu lieben hieß, ihn zu erkennen.
Wenn heute eine Frau ihren Mann erkennt, liebt sie ihn nicht mehr.

51

Ohne Charme wird die Liebe arm.

52

Charme ist eine Waffe, die keinen Waffenstillstand kennt oder will.

53

Erfüllende Liebe bringt uns auf Distanz zur Imperfektion des Lebens.

54
Ohne Eleganz keine Ganzheitlichkeit „pour elle“.

55
In der Liebe gilt immer “pars pro toto”: etwas schenken heißt sich schenken.

56
Der weibliche Busen ist die feminine Ekstase des Herzens.

57
Die Mystik der Frau beginnt unterhalb des Rocksaums und steigert sich zur Akme des Dekolletés hinauf.

58
Es scheint paradox zu sein, Eva im Adamskostüm zu sehen. Aber dieser Rollentausch ist der Ursprung der Emanzipation.

59
Zur Emanzipation des Mannes gehört, daß er sich nicht einfach von seinen Gefühlen übermannen läßt.

60
Die Haut liebt das homöopathische Prinzip. Darum ist Lieb*kos*ung die bessere *Kos*metik.

61
Wenn das Stelldichein nicht klappt, probier's mal mit einem Ichstellmichaufdichein!

Sinn

62
Unverwüstlich kann nur sein, wer seine Identität als Oase versteht und pflegt.

63
Der Eigenprofiltest:
Stimmung und Stimme müssen in Übereinstimmung sein.

64
Den Dingen auf den Grund gehen heißt sie heben.

65
Auferstehung praktisch: gegen das Tote aufstehen.

66
Das sind die Essentials des menschlichen Seelenlebens, die die naturwissenschaftliche Psychologie beharrlich ausklammert: des Menschen Gang und Schrift.

67
Einfach anders sein - das ist die Alternative zum Alternativsein.

68
Ein Weltbild wird durch Glauben übernommen, aber durch Erfahrung umgearbeitet.

69
Das Gewissen enthält Gewißheit, aber nicht unbedingt Wahrheit. Darum kann es irren.

70
Humor ist der geistige Humus, auf dem Liebe und Phantasie gedeihen.

Das Glück
ist der springende
im Leben:

darum ist es nie
greifbar.

Jean Wesselbach

72
Die Gegenläufigkeit menschlicher Existenz:
Der Strom des Wissens um den provisorischen Charakter alles Irdischen ist unterströmt von dem der Rebellion dagegen.

73
Humor ist das Sprungbrett der Phantasie.

74
Der Weg ist das Ziel – und das Ziel ist weg.

75
Eine Aufgabe – ob gestellt oder selbstgesetzt – macht noch keinen Sinn, erst das Aufgehen in ihr. Dann geschieht Idemität.

76
Was nicht in Vergessenheit geraten sollte: Selbstvergessenheit kann Identitätsgewinn, aber auch Identitätsverlust sein.

77
Hingebung ist Sinngebung.

78
Gibt das Herz dem Gesicht Gesicht, wird das Gesicht zum Gedicht.

79
Stimmigkeit ist keine Frage der Stimmung, sondern der Vernunft.

80
Wer Horizonte öffnet, bringt die Dinge in Bewegung.

81
Gelassenheit meint nicht Nachlässigkeit, sondern ein Sich-einlassen auf den Kairos.

82
Einen Weg gehen heißt sehen, ob der Weg geht.

83
Bisher hat Leidenschaft Leid geschaffen; es wäre an der Zeit, daß Leid Leidenschaft schafft – für das Mitleiden.

84
Paradoxie des Glücks:
Auch das Glück hat Grenzen. Andererseits kann auch Entgrenzung Glück sein.

85
Flow kommt aus der Geradlinigkeit des Lebens, nicht aus der Polarität.

86
Das Licht der Welt erblicken heißt, Geborensein zum Geborgensein auszubauen.

87
Sinn – das ist die Aufhebung des Einzelnen im Ganzen der Wirklichkeit. Diese schließt seine Hebung nicht aus sondern ein.

88
Der andere ist der bessere Spiegel für einen selbst.

89
Sinnfindung ist mehr als Selbstverwirklichung, sie ist Ortung des Selbst im Ganzen des Daseins.

90
Der Sinn hat eine Voraussetzung: den Sinn dafür.

91
Der Zweck fragt nach dem Wozu, der Sinn nach dem Worinnen.

92
Leidenschaft *für* Sinn ist gut, Leidenschaft *aus* Sinn besser.

93
Der Zweck ist partikulär ausgerichtet, Sinn dagegen hat es immer mit dem Ganzen zu tun.

94
Wahrheit ist nicht das höchste Gut; sie ist der Sinnfrage zu unterwerfen.

95
Die Not der Welt braucht eine Lösung – aber gewiß keine Notlösung.

96
Beim Spiegel muß man Mittel und Zweck unterscheiden. Er ist nach vorne gewendete Rücksicht.

97
Die Musik lehrt uns die Steigerung vom In-Takt-sein zum Intaktsein der Dinge.

98
Man kann sich von allem lossagen, nur nicht von seinem Los.

99
Die höchsten Berge zu erklimmen, ist wahrlich nicht jedermanns Sache. Für jedermann erreichbar ist aber die Sinnspitze seines Lebens.

Nur wer
langsam
eintaucht,
kann in der Tiefe bleiben.

Jean Wesselbach

101
Hilfe zum Selbst ist mehr als Selbsthilfe.

102
Ein Weltenende ist noch kein Weltende.

103
Nichts eignet der Stille mehr, als Stil zu finden.

104
Glaube dient dem Stehen, Vernunft dem Verstehen.

105
Das Leben lebt aus der Balance zwischen dem, was zuzulassen und dem, was zu lassen sei.

106
Wer die Sinnpyramide auf den Kopf stellt, verwendet sie als Keil gegen sich und andere.

107
Das Moralische geht nicht im Gesetzlichen auf, wie auch das Menschliche nicht im Moralischen aufgeht.

108
Sich mit etwas abfinden ist schwer. Aber es ist eine nicht unwichtige Form der Selbstfindung.

109
Wer aus dem Vollen schöpft, ist nicht so göttlich, wie er denkt. Denn Gott schöpft aus dem Nichts.

110
Sinnfindung gibt es nur als Sinngebung. Diese muß von innen kommen.

Wenn der Tod
unumgänglich ist,
muss das Leben
umgänglich sein.

Jean Wesselbach

Vom rechten Umgang mit der Wirklichkeit

112
Wer vergißt, kann nicht aus Fehlern lernen. Insoweit ist ein Wachhalten der Erinnerung legitim.

113
Man muß den anderen nicht so nehmen, wie er ist, sondern wie er sich meint.

114
Abstand gewinnen ist eine wichtige Form des Standgewinnens im Alltag.

115
Das wahrnehmende Auge sollte tagsüber wie eine Kamera Bilder von den Highlights machen – und das geistige diese vor dem Einschlafen zu einem Film ausbauen. So passiert Revue.

116
Ideen darf bzw. sollte man fallenlassen, nicht aber Menschen.

117
Vor dem Sich-erinnern - nicht reflexiv, sondern auf den anderen bezogen, sollte man sich fragen, ob man damit nicht alte Wunden wieder aufreißt.

118
Bevor der Mensch bei Erklärungen nach dem Übernatürlichen sucht, ist er gefordert, nach natürlichen Ursachen zu suchen. Das andere wäre unnatürlich.

119
Einstellung und Ausstrahlung sind die zwei Seiten der personalen Medaille.

120
Positivierung ist wichtiger als Positionierung.

121
Es ist besser, die Gegenwart zu polieren, als die Zukunft zu extrapolieren.

122
Wer mitleiden kann, zeigt, wie kostbar das Leben ist.

123
Es kommt auf die Sprachwahl an, ob sie Sinn *und* zugleich sinnlich macht.

124
Kollegialität ist ein Fremdwort. Darauf berufen sich besonders gerne die, für die sie immer ein Fremdwort bleiben soll.

125
Den roten Teppich sollte man dann ausrollen, wenn man bei sich selber angekommen ist.

Wer
zweigleisig
fährt,
muss die
Weichen
gut
stellen.

Jean Weselbach

127
Wessen Leben ein Hürdenlauf ist, sollte auf jeden Fall einen Ausgleichssport betreiben.

128
Nur positive Gestimmtheit kann dem potentiellen inneren Reichtum Bahn brechen. Münchhausen lebt!

129
Spontaneität heißt, den ersten Schritt zu tun, ohne an einen zweiten zu denken.

130
Kontraste *lieben* ist schön, Kontraste *leben* schwer.

131
Das Leben: ein Tanz? Wer aus der Reihe tanzt, hat es schwer, einen Tanzpartner zu finden.

132
Das Eingespieltsein ist der Trumpf, den man ausspielen sollte, statt den anderen auszuspielen.

133
Ein Lebenskreis kann durch hohe Zentrifugalkraft zur Spirale werden. Einer Lebensellipse – mit zwei Brennpunkten – kann das nicht passieren.

134
Es ist ratsam, an das Horoskop mit einem Mikroskop heranzugehen.

135
Man sollte die Augen immer schön weit aufmachen, um Augenweiden entstehen zu lassen.

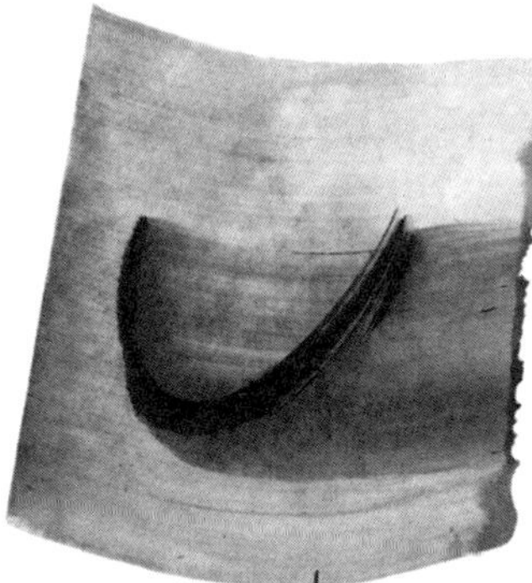

Nur dort,
wo zwei Pole sind,
kann Spannung entstehen.

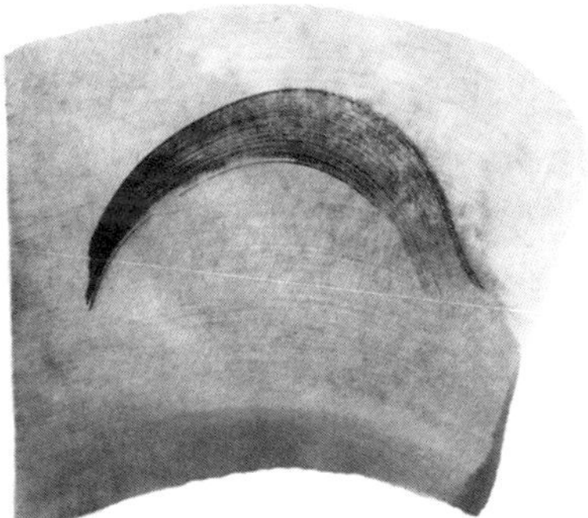

Jean Wesselbach

137
Jesus war der erste Vertreter der paradoxen Intention. Indem er durch geschlossene Türen ging, hat er gerade Türen geöffnet.

138
Für ein gedeihliches Miteinander ist es vor allem wichtig, den Dingen von vornherein den Gegenwind aus dem Segel zu nehmen.

139
Flexibilität lernt man nicht durch Planung, sondern durch Desorganisation.

140
Wenn man an der Talsohle angekommen ist, ist Optimismus keine Tugend mehr.

141
Soziale Energieverschwendung:
Die Adhäsionskräfte der Anpassung binden den Großteil der Kreativkräfte des Menschen.

142
Das Leben der Menschen ist nicht nur zyklothym, sondern zyklothematisch. Die Menschen unterscheiden sich dabei im Radius ihres Themen“recycling“, d.h. durch Ein- (oder auch Ausrasten) bei ihren Themen.

143
Wer sich unangreifbar macht, macht Verteidigung zum besten Angriff.

144
Überlegenheit ist fraglos eine Sache der Überlegtheit.

145
Das Wetter ist zurecht das Thema Nr. 1, setzt es doch die Kongruenz der Verstehenshorizonte voraus.

146
Gut ge*m*eint ist schlecht ge*s*eint.

147
Würden wir Deutschen mehr den Verbal- als den Substantivstil pflegen, könnten wir *den anderen meinen*, statt immer nur (s)eine Meinung zu vertreten.

148
Man darf niemals andere unterschätzen, sich selber aber auch nicht.

149
Prioritäten kann nur setzen, wer den Überblick hat.

Die Zeit
läuft nicht bloß ab;
sie
versteht sich als Reifeprozeß.

151
Nur wer selbstkritisch ist – bis hin zur Selbstironie, kann tolerant sein.

152
Die Alterspyramide mag sich ändern, die Altersspitze aber bleibt. Sie will sagen: konzentriere dich mit zunehmendem Alter auf die “Spitze”, d.h. das Höchste, also das Wesentliche.

153
Man kann sich so steuern, daß die Gedanken dann kommen, wenn die zugehörige Wirklichkeit auf uns zukommt.

154
Der Schulterschluß ist nicht nur eine anatomische, sondern eine logische Unmöglichkeit.

155
Eine humorvolle, ironische Charakterisierung des eigenen Zustands ist eine der vornehmsten Entschuldigungsformen. Nur hat der deutsche Ernst ein Problem, diese zu akzeptieren.

156
Abwägen schützt vor Abwegen.

157
Wer immer apodiktisch spricht, sollte vielleicht einmal zur Apotheke gehen und sich ein Muskelrelaxans besorgen.

158
Nonchalance. Der Franzose versteht es, mit Vergnügen und Charme gleichgültig zu sein. Er kann nicht indifferent sein. So wird Nonchalance zur Chance.

159
Nimm den Stein von deinem Herzen, wirf ihn aber nicht auf andere, sondern vor dich hin. Ein emotionales Befreiungserlebnis der besonderen Art.

160
Zeitgenosse zu sein genügt nicht, man muß auf der Höhe-der-Zeit-Genosse sein.

161
Die menschliche Situation ist darum so bedeutsam, weil sie Gradmesser und Durchbruchstelle wahren Könnens ist.

162
Wer Abstriche macht und sich mit zu wenig zufrieden gibt, zerstört die Farbkomposition des Gemäldes. Die bleibende Assoziation des Ganzen macht den Rest phantomhaft-rudimentär.

*Lächeln heißt,
sich nicht auf den andern
einlassen und doch
auf ihn
eingehen.*

Jean Wesselbach

164
Es ist schwer für den Menschen, Frieden mit sich zu finden: Er schwankt fortlaufend zwischen Zufriedenheit und Unzufriedenheit mit sich selbst.

165
Wer richtet, verurteilt. Wer kritisiert, urteilt.

166
Viele Menschen sind auch heute nicht egozentrisch genug. Sie sehen den „Balken im eigenen Auge“ nicht.

167
Es gibt ein Mittel gegen die Sorgen: die Sorge.

168
Nimm den Balken von deiner Ein*falt* und der Horizont öffnet sich für den Ein*fall*.

169
Eine Behauptung kann sich nur behaupten, wenn die probierte Gegenbehauptung nicht die Gegenprobe ausfertigt.

170
Man muß nicht Böses mit Bösem vergelten – die Dinge rächen sich selbst.

171
Wer Hoffnung schöpft, ist kreativ. Schöpfung braucht aber einen Grund.

172
Untertreibung oder die Kunst der Entkleidung:
Vielen entgleitet mit der Übertreibung die Sache selbst; wozu es bedarf: ihrer Entkleidung.

173
Herausforderung macht stark. Denn sie läßt nach Begründungen suchen.

174
Der Straßenverkehr ähnelt dem Umgang mit der Welt. Man kann das Fahrzeug des Selbst nur dann richtig steuern, wenn der Motor richtig eingestellt ist.

175
Es reicht, wenn du einmal mehr lächelst als dein Vis-à-vis.

176
Überzeugungen sind änderbar, Gefühle nicht.

177
Manche lesen in die Glaubwürdigkeit des anderen den eigenen Glauben hinein, statt dessen Würde herauszulesen.

178

Abstrakte Kunst – lebensfremd?
Nur wer vom Leben in seiner widrigen Form zu abstrahieren weiß, lebt wirklich.
Leben als abstrakte Kunst.

179

Der Mensch will nicht bloß Selbstverwirklichung, er will in einem höheren Seinssinn aufgehen.

180

Die optimale Gestaltung des Lebensradius begreift die Umgebung nicht als bloß gegeben, sondern so, daß sie als Gabe zurückkommt.

181

Der Mittagsschlaf – gleichviel, was Mediziner dazu denken – ist die Chance, dem Tag eine zweite Chance zu geben.

182
Wirklichkeit ist immer entgegenkommend. Sehen wir ihr entgegen.

183
Die Sprache ist ein Orgelwerk. Nur verstehen es freilich die wenigsten, alle Register zu ziehen, hier nicht simultan, sondern gezielt kontinuierlich situativ.

184
Wer in der Kommunikation eine Verhärtung der Fronten konstatiert, stellt sich außerhalb des Dialogs und beschwört sie gerade herauf, statt ihr entgegenzuwirken.

185
Der Mensch, der nicht im Laufe seines Lebens gegenüber der Welt und den Dingen kritischer wird, verfehlt nicht nur diese, sondern sein Menschsein.

186
Wo ein Wille, da ein Weg, sagt man. Aber er hat eine Kreuzung: das Unterbewußtsein.

187
Der menschliche Geist ist mindestens so dialektisch gepolt wie die Wirklichkeit selbst. Denn bei einer „Rede gegen“ schaltet er über kurz oder lang auf Gegenrede. Ein Zuviel an Harmonie verträgt der Mensch eben nicht.

188
Versöhnung ist nur dort möglich, wo in Zusammenhängen gedacht wird.

189
Großzügigkeit ist ein großer Akt der Freiheit, sie ist Transzendenz banaler Normalität und Übung gegen das Übliche.

190
Es ist besser, „ich“ zu sagen und „du“ zu meinen, als „du“ zu sagen und „ich“ zu meinen.

191
Es ist menschlicher, sich öfter versöhnt zu haben, als niemals gestritten zu haben.

192
Es kostet nicht die Welt, die Zeit auszukosten.

193
Geistentfaltung bedeutet nicht nur souveränen Umgang mit der irdischen Wirklichkeit, sondern ist zugleich und zutiefst Annäherung an die oder eine spätere Seinsweise.

194
Wer bloß eine Rolle spielt, spielt am Ende keine Rolle mehr.

195
Wahlen sind demokratisch.
Die Wortwahl ist idiokratisch.

196
Das Menschsein optimal, d.h. struktural zu leben, heißt nicht, sich den Dingen zu ergeben, sondern so zu leben, daß sie sich ergeben.

197
Den anderen in den Himmel heben ist nicht nur eine unnütze Kraftverschwendung. Es bedeutet zugleich, Gott ins Handwerk zu pfuschen (vgl. Joh 12,32: „Und ich, wenn ich über die Erde erhöht bin, werde alle an mich ziehen.“)

198
Viele verstehen es, die Vernunft für die Stimmung zu instrumentalisieren. Wie sehr wünschte man, es wäre umgekehrt der Fall.

199
Statt sich in eine Sache reinzusteigern, sollte man die Sache zur Reinheit oder auch zur Einheit steigern.

200
Ein Comeback, als Rückkehr auf den Boden der Tatsachen, die Bühne des Lebens, ist jedem erreichbar.

201
Es ist besser, gemeinsam auf Wahrheitssuche zu gehen, als bloß Toleranz zu zeigen.

202
Die einzige Praxis, die einen Vorsprung vor der Theorie hat, ist die der Humanität.

203
Eingehen – Ausgehen: einmal anders
Man kann nur von sich ausgehen, nicht vom andern; eingehen kann man nur auf den anderen, nicht auf sich.

204
Manche zeigen Verständnis, ohne zu verstehen; wirkliches Verständnis aber setzt Verstehen voraus.

205
Rettung der Vernunft:
Nicht alles, was menschlich ist, ist vernünftig. Aber alles, was vernünftig ist, ist menschlich.

206
Manche haben eine merkwürdige Auffassung von Werkimmanenz: Trifft man den Nerv der Sache, geht ihnen die Sache auf den Nerv.

207
Die Auffrischung der Vergangenheit ist immer Weichenstellung, zugespitzt auf die Frage: Wollen wir Wiederholung oder nicht?

208
Immer-nicht-genug-kriegen-können ist eine Form von Krieg, die man nicht unterschätzen sollte.

209
Die Liebe ist keine Alternative zur Vernunft, sondern deren Implikat.

210
Geschenke sind zum Geben da. Das größte Geschenk aber ist Vergeben.

211
Vorurteile sind tödlich. Zunächst und zumeist töten sie das Gefühl.

212
Zuspruch ist Anspruch. Ansonsten wäre der Mensch heruntergesprochen.

213
Die rechte Meinung?
Der Mensch hat zwar ein Recht auf seine Meinung, aber nicht notwendig mit seiner Meinung recht, auch und gerade dann nicht, wenn er meint, recht zu haben.

214
Viele verfolgen ihre Interessen so lange, bis die Interessen sie verfolgen.

215
Der „homo sapiens“ wurde aufgerichtet, um sich nach oben, am Himmel, auszurichten. Ein bis heute uneingelöster Anspruch.

216
Echte Erinnerung ist mehr als das bloße Hervorholen von Gedanken und Bildern. Sie ist das Wiederaufleben des Zeitgefühls.

217
Nihil nisi bene – die schönste Form des Nihilismus.

218
Nur wer sich dem Leben aussetzt, kann und wird sich für das Leben einsetzen.

219
Der Unterschied zwischen Christentum und Hinduismus läßt sich auf einen Buchstaben reduzieren:
Als Christ glaube ich an *m*eine Wiedergeburt, als Hindu an eine.

220
Die Empfindlichkeit (für Kritik) braucht einen Filter: die Empfänglichkeit.

221
Die Alten wußten, warum sie ein Geschenk auch Präsent nannten. Das Präsent stiftet Gegenwart.

222
Auch ein Witz hat seine Würde. Er will ernstgenommen sein.

223
Ordnung bringt Form in Inhalt, Sport aber bringt Inhalt in Form.

224
Der Gesprächsteppich wird nicht ausgerollt wie der Gebetsteppich, sondern wird gemeinsam gewebt – durch Gedankenknüpfen.

225
Gegen Vermassung hilft nur ein neues Maß: die Entfaltung von Stilgefühl.

226
Kritisches Denken zerstört nicht den Genuß, sondern erhöht ihn letztlich.

227
Die Frage, was ich aus meinem Leben mache, übersieht die vielleicht gravierendere, was das Leben aus mir macht.

228
Es kommt nicht darauf an, *der* Beste zu *sein*, sondern sein Bestes zu tun.

229
Wer das Leben satt hat, hat gewiß kein sattes Leben.

230
Die Vergangenheit hat ein Gesicht:
die Gegenwart.

231
An ihren *Früchten* werdet ihr sie erkennen. Wer jemandem das *Fürchten* lehrt, muß etwas verwechselt haben.

232
Wahre Erinnerung heißt nicht, in Gedanken zu *wühlen*, sondern in ihnen zu *fühlen*.

233
Die Zuvorkommendheit ist das einzig ungefährliche Überholmanöver.

234
Wer noch nie die Fassung verloren hat, gehört besser ins Museum der Fossilien.

235
Eine Goldgräberstimmung kann jeder entwickeln, er braucht nur tiefschürfend genug zu werden.

236
Das Symbol besagt, daß es nicht auf bloße Fakten, sondern entscheidend auf deren Auslegung ankommt.

237
Genauso schlecht wie eine Generalisierung ist eine Partialisierung; sie ist eine Martialisierung, wenn mit dem Ganzen (der Gruppe etc) der Einzelne verdammt wird.

238
Der Mensch geht ein, geht er nicht auf den andern ein.

239
Sich zu beherrschen, nicht über andere zu herrschen, ist die dem Menschen gestellte Aufgabe.

240
Die schwierigste Arbeit ist die Arbeit an sich selbst.

241
Wer sich über eine Rolle definiert, überrollt sein Selbst.

242
Was das Leben anlangt, ist nicht D u r c h laufen, sondern Durch-l a u f e n angesagt.

243
Die Logik ist das Instrument, das uns von der Last befreit, alle Erfahrungen selber machen zu müssen.

244
Nur wer einen weiten Horizont hat, ist empfänglich für Überraschungen.

245
Was einer aus eigenen Stücken erreicht, ist das Reich, aus dem er nicht vertrieben werden kann.

246
Das Tentative hat einen höheren ethischen Anspruch als das Ostentative.

247
Wieviel sich durch Schweigen erledigt, erfährt man nur durch Schweigen.

248
Selbstgerechtigkeit: nach innen eine Tugend, nach außen ein Laster.

249
Wer Ganzheitlichkeit in seiner Strategie verfolgt, geht das Risiko ein, Trümpfe zu verspielen.

250
Strategie ist der Motor, Taktik die Gangschaltung des Fahrzeugs “Handeln”.

251
Wer sich zurücknehmen kann, schafft Raum für Entgegenkommen.

252
Geben ist seliger als Nehmen. Aber annehmen ist seliger als angeben.

253
Das einzig zulässige "Schlagwort" ist das der Authentizität. Ihre Umsetzung ist der Vernichtungsschlag gegen alle Schlagwörter.

254
Nur wer sich selbst fremd wird, gelangt zu seiner Eigenheit und Eigentlichkeit.

255
Die älteste Form der Deeskalation ist die Demut.

256
Das rechte Dankeschön braucht Timing. Es kommt vor der Vollendung der Tat.

257
Schlechtwetterperioden sind keine Strafe Gottes, sie haben aber einen Erziehungseffekt.

258
Jeder Neurose liegt eine Verstellung der Zeitschraube zugrunde. Das Gleiten von Gegenwart in Zukunft bedarf immer der Rückversicherung.

259
Die Ver*eign*ung des Daseins ins Selbstsein ist die beste Ver*neig*ung vor der Welt.

260
Das Angenehme beseitigt nicht das Unangenehme, aber läßt es leichter ertragen.

261
Essenzen bringen ihr Wesen an die Oberfläche. Ein Vorbild für den Menschen.

262
Man braucht Geschick gegen das Geschick.

263
Wer einer Maxime folgt, kann nicht zugleich einem Minimalismus huldigen.

264
Wer jemanden scheel anblickt, fängt an zu schielen. Das ist die Augenkrankheit, die zu Herzen geht.

265
Sprich mit dem anderen erst dann, wenn du ihn zum Lächeln gebracht hast.

266
Die beste Rache ist gewaltlos: sich verbessern und den anderen übertreffen.

267
Wer über den eigenen Tellerrand hinausschaut, ist noch kein Kosmopolit. Vielleicht sucht er nur das Haar in der Suppe des andern.

268
Leben heißt, sich u n d die Dinge heben.

269
Wer einen weiten Horizont hat, hat auch mehr Möglichkeiten des Tiefgangs.

270
Die ganze Welt kann nicht mehr von vorn beginnen. Aber der einzelne Mensch.

271
Krieg gegen den Krieg zu führen, heißt den Teufel mit dem Beelzebub auszutreiben.

272
Das schönste Feedback:
Freude machen macht Freude.

273
Zuhören – das heißt: auf den anderen so eingehen, daß einem etwas aufgeht.

274
Die intensivste Intervention beim andern ist zugleich die schönste: dem anderen aus der Seele sprechen.

275
Das Wetter ist keine Gesprächs*k*rücke, sondern eine Gesprächs*b*rücke. Darüber hinaus ein dankbarer Entscheidungsträger.

276
Der Christ sollte eine diebische Freude daran haben, sich *mit* dem *Mit*menschen freuen zu können.

Narben sind
Erinnerungszeichen,
alte Wunden nicht wieder
aufzureißen.

Jean Weselbach

Einsichten

278
Fakten. Fakten. Fakten.
Wir haben die Fakten immer nur in ihrer Auslegung.
Das ist der wahre Fakt.

279
Das Tier fühlt, daß es fühlt.
Der Mensch weiß, daß er fühlt.

280
Die erste und natürlichste Sprachgrenze sind und bleiben die eigenen Lippen.

281
Da jeder Fluß in ein größeres Gewässer mündet, ist anzunehmen, daß auch der Zeitfluß in einem größeren Ganzen aufgehen wird.

282
Gelassenheit ist kein Widerspruch zu Zuvorkommenheit, sondern deren Grund.

283
Nicht alles, was in den menschlichen Genen ist, ist genuin menschlich.

284
Die Vernunft ist das Licht des Glaubens, der Glaube das Herz der Vernunft.

285
Mit "Sowohl-als-auch"-Menschen ist der Umgang leichter als mit "Entweder-oder"-Menschen.

286
Mit der Zeit verhält es sich umgekehrt wie mit der Liebe: Je knapper sie wird, desto kostbarer.

287
Was zählt, ist nicht, woher du kommst, sondern wohin du gehst.

288
Wer denkt, der dankt.

289
Humor ist das Herz der Seele.

290
Nichts ist größer als die Reinheit und Schönheit einer Idee, eines Gedankens. Die Wirklichkeit der Idee wäre kleiner, nicht größer, denn sie unterliegt der Theorie-Praxis-Differenz.
Darum sind Engel - als Ideen Gottes - so rein.

291
Ästhetik ist kein Gegensatz zur Vernunft, sondern deren Erhöhung.

292
Der Graben zwischen Theorie und Praxis ist das Grab, das sich jede Ideologie selber schaufelt.

293
Mit 15 achtet man auf die Form.
Mit 25 auf den Inhalt.
Und mit 45 auf den Gehalt.

294
Wie gut, wenn man ein Alter ego hat. Es ist das Organ für die Alternativen.

295
"Haben oder Sein", das ist hier die Frage:
Ein Alter ego darf man haben, aber nicht sein.

296
Die Zeit wandelt manches Wollen in die Frage nach dem Sollen.

297
Die Zukunft erinnert uns an die Gegenwart.

298
Achtung erwächst aus Beobachtung.

299
Die Seele mag Schaden nehmen, doch der Geist bringt uns auf Distanz zur Seele.

300
Ob etwas ein wirklicher Fortschritt war, entscheidet sich erst im Rückspiegel.

301
Das Leben ähnelt dem Autofahren.
Man fährt auch dann vorwärts, wenn man in den Rückspiegel schaut.

302
Wer *leger* ist, hat schon immer die *Regel* anagrammatisch umgeschrieben.

303
Das Vorsintflutliche kam nach dem Paradies. Darum war es schon immer ein Anachronismus.

304
Der innere Schauer ist ein metaphysisches Entgrenzungserlebnis.

305
Irren ist menschlich, aber nicht vernünftig.

306
Manche geben sich bekleidet eine größere Blöße als nackt.

307
Die Wahrheit hat keinen Auslegungsspielraum.

308
Erinnerung bringt Vergangenheit nicht nur *her*, sondern auch *hervor*. Unbewußte Motive der Kindheit werden später thematisch-reflex.

309
Wenn Gedanke und Wirklichkeit aufeinander zukommen, ereignet sich wahre Gegenwart.

310
Der Gedanke des „Nie mehr“ oder „Nie wieder“ ist eine der härtesten Grenzerfahrungen.

311
Die einzige Sucht, die Zukunft hat: die Sehnsucht.

312
Es ist eine echte Verstiegenheit, die Treppe hinauffallen zu wollen.

313
Schweigen heißt auch, in den eigenen Gedanken zu schwelgen.

314
Ahnung ist nicht Wissen. Sie lebt von Erfahrung.

315
Was der Log*a*rithmus für die Mathematik, ist der Log*o*rhythmus für Seele und Geist.

316
Die Wirklichkeit ist mehr als Realität. Die Wirklichkeit wirkt und hat eine Wirkungsgeschichte.

317
So wie die Bilder Bilder „austreiben“, will die Vernunft Vernunft „austreiben“.

318
Die Uhr ist Zeitnehmer. Insofern könnte sie Vorbild für den Menschen sein.

319
Der Hedonismus ist der Versuch des Individuums, sich in der Ohnmacht-Gesellschaft zu behaupten.

320
Wenn der Zufall schön war, muß man dafür sorgen, daß er einem wieder zufällt!

321
Ein Lebenskünstler ist einer, der vom Stab des Staffellaufs zum Stabhochsprung überwechselt.

322
Das Nacktsein schärft das Bewußtsein für die inneren Werte.

323
Das Bild ist höher als der Begriff, weil es tiefer sitzt.

324
Die Menschen haben einen ganz einfachen Willen, wenn man so will: Sie wollen immer *ihren* Willen haben.

325
Der Masken*ball* mag schön sein.
Der Masken*fall* ist aufschlußreicher.

326
Wenn sich die Sitte von der Sittlichkeit löst, wird sie unappetitlich.

327
Macht macht noch keinen Sinn; sie muß sich auf Sinn besinnen.

328
Was erhaben ist, kann erheben.

329
Die Selbstvergewisserung ist zugleich und zuvörderst die Frage nach den eigenen Entbehrlichkeiten.

330
Heiterkeit ist Lohn an sich.

331
Wenn Träume Wirklichkeit werden, wird die Wirklichkeit zum Traum.

332
Die Sehnsucht ist eine Freudenmacht, die mit Sehnen sucht, was Freuden macht.

333
Pristina ist ein Symbol.
Es ist prädestiniert für Repristinierung.

334
Das Wetter ist eine ideale Möglichkeit, die Stimmungsspanne des anderen auszuloten.

335
Zeit zeiht nicht, Zeit verzeiht.

336
Das Leben ist ein ständiger Balanceakt zwischen Heute und Morgen.

337
Ein größerer Fehler, als Fehler zu machen: nicht aus ihnen zu lernen.

338
Es mag viele Vergeblichkeiten geben. Aber Vergebung wird niemals vergeblich sein.

339
Man kann die Dinge nur ausloten, wenn man in die Tiefe geht.

340
Der Mensch befindet sich in einem „circulus coelestis“, wenn seine Gesten – als Ausdruck seiner Persönlichkeit – auf ihn rückwirken.

341
Wer ver*biest*ert, begeht eine Todsünde: Er kehrt die Evolution um.

342
Obwohl – nein, weil wir jeden Tag Alltag haben, haben wir noch immer kein universales oder kosmisches Bewußtsein entwickelt.

343
Die Gewerkschaften kennen zwar den Ausstand, die Ekstase aber kennen sie nicht.

344
Der gesunde Menschenverstand ist auch nicht mehr der, der er einmal war. Er ist pluralistisch geworden.

345
Es ist, was es ist, sagt der Gleichmut, nicht die Liebe.

346
Wer den Partner so sehen will, wie Gott ihn schuf, sucht implizit die Annäherung an Gott.

347
Ein hohes Alter ist erstrebenswert, um seine Feinde zu überleben.

348
Entweder man vergißt oder man vergißt nicht. Es gibt nicht die Fähigkeit zu vergessen.

349
Die Re*p*ression ist eine Projektion der Regression.

350
Was ins Auge geht, kann vielleicht sogar eine Augenweide werden.

351
Evolution kennt keine Entelechie, lechzt aber nach dem Ende.

352
Der Homo ludens ist nicht der Spieler, sondern der, der Spielräume öffnet und nutzt.

353
Stilleben und Stillleben differenzieren sich jetzt deutlich voneinander ab.

354
Ein Gedanke ist etwas Immaterielles. Die Wissenschaft wird ihn niemals sezieren können.

355
Wenn alle im selben Boot sitzen, ist die Gefahr groß, daß es kentert.

356
Es gibt nicht die reine Deskription. Sie hat immer ein erkenntnisleitendes Interesse.

357
Die Vernunft hat kein anderes Ventil als die Sprache. Auch die Liebe ist eine Sprache.

358
Wer das Pferd beim Schwanz aufzäumt, ist für eine Vorreiterrolle nicht geeignet.

359
Selbstironie kann nur aus Selbstdistanz kommen, nicht aus Selbstgewißheit.

360
Man sollte sich nicht auf eine eingebildete letzte Chance kaprizieren.

361
Weine nicht über verlorene Zeit. Trachte nach dem wahren Zeitgewinn.

362
Der Besserwisser ist das Produkt der Ideenbörse der Marktwirtschaft.

363
Wenn man das *Leben* von hinten buchstabiert, kann nichts anderes als *Nebel* herauskommen.

364
Gefühle und Empfindung sorgen für die Individuation des Menschen, Vernunft und Logik für seine Sozialisation.

365
Kitsch ist ein Verstoß gegen das Kräfteparallelogramm aus Form, Sinn, Maß und Material.

366
Kränkungen sind oft unmenschlicher als Krankheiten.

367
In der Natur schafft Klarheit Nähe, in der Seele Nähe Klarheit.

368
Ich mag – Mögen
Ich soll – Sollen
Ich will – Wollen
Ich möchte – Möchten: eine spezifisch deutsche Mischform des Begehrens zwischen Mögen und Wollen!

369
Der Anfang beginnt nicht, er sucht die “captatio benevolentiae”.

370
Jedem Anfang wohnt sein Ende inne, sagt der Nihilist.
Jedem Anfang wohnt ein Zauber inne, sagt H. Hesse.
Jedem Anfang wohnt ein Spannungsbogen inne, sagt der aufgeschlossene Mensch, der Philosoph.

371
Damit man das *Gras* von unten anschauen kann, hat man – sozusagen

durch Achsenspiegelung – den *Sarg* erfunden.

372
Der freie Fall ist determiniert. Dieses Exemplum ist ein Essential der Freiheit.

373
Das Antitussivum ist kein Ersatz für die Antibabypille und auch kein Antifemininum, sondern ein Mittel gegen Husten.

374
Um das Siegel der Echtheit zu bekommen, muß Selbstironie Humor nachschicken, um sie zu „überzuckern“.

375
Ironie der Geschichte: Christus entäußerte sich selbst – 2000 Jahre später tritt Christo auf, der Verpackungskünstler.

376
Einen Doppelgänger – seien wir ehrlich – möchte doch jeder von uns haben, um uns einer Doppelmoral hingeben zu können.

377
FKK ist keine Demonstration des Narzißmus, sondern Protest gegen die Verkomplizierung des Daseins.

378
Das Hauptmanko der Vernunft: Ihr mangelt es an Romantik.

379
Die Sichtweise wird erst weise Sicht, wenn sie die Seinsweise berücksichtigt.

380
Wenn alles verrückt ist, ist nichts mehr verrückt. Darauf zielt das Verrückte.

381
Wer andere entlarvt, zwingt sie zu Metamorphosen.

382
Körperstriptease kann geistvoller sein als Seelenstriptease.

383
Die Globalisierung ist selbst dem Globetrotter zu global.

384
Das Veritable ist nicht variabel.

385
Der Tod ist die Negation der Negation, aber die Negation der Negation ist nicht Tod sondern Leben.

386
Ohne Vorstoß kein Durchbruch.

387
Angriff ist die beste Verteidigung? Nein, sie macht den Angreifer angreifbar.

388
Wer Freiheiten hat, ist zur Freiheit nicht fähig.

389
Wer sich alles gefallen läßt, tut sich keinen Gefallen.

390
Der Sonnenanbeter hat einen Aberglauben, denn er glaubt an das, was ohnehin ohne ihn wirkt.

391
Das Dekolleté, insbesondere in seiner Triangelform, beinhaltet die Trias von Erotik, Poesie und Philosophie. Der Ausschnitt steht für die Ausschnitthaftigkeit, in der sich uns der andere in

der Regel zeigt. Die „message“: Der Mensch will nicht als Segment, sondern als "pars pro toto" (wahr)genommen werden.

392
Ein Nackter ist nicht immer so nackt, wie es scheint, vielleicht hüllt er sich nur in Schweigen.

393
Die Jugend hat Mut, die Reife Anmut.

394
Jeder Angriff ist zugleich Verteidigung, aber nicht jede Verteidigung Angriff.

395
Der größte Gewinn ist, den Menschen liebzugewinnen, den man liebt.

396
Die Wahrheit war nicht, sie ist und bleibt. Sie ist das Immanent-Ewige.

397
Nicht alles, was fortschreitet, schreitet voran.

398
Wer auf jemanden hört, hört auf, ihm zuzuhören.

399
Transparenz ist beileibe nicht das Nonplus-ultra: Transparenz ist *Durch*schauen, aber nicht Durch*schauen*.

400
Wer immer nur seinen Teil denkt, wird nie das Ganze haben.

401
Ein allgemeines Urteil ist immer ein gemeines Urteil.

402
Gelassenheit ist aktives Nichtstun; sie kommt nicht aus Gleichgültigkeit, sondern Gleichgewichtigkeit.

403
Wenn man den Marsch bläst, gibt es zwar Gleichschritt, aber keinen Fortschritt.

404
Die größte Überheblichkeit: zu glauben, nicht überheblich zu sein.

405
Das Tröstliche am Weltuntergang ist, daß er nicht mehr in die Geschichte eingehen kann.

406
Schick sein ist kein Schicksal.

407
Zeit ist Geld: die einzige Währung, die nicht konvertibel ist.

408
Nur was aufgeht, kann angehen.

409
Was zählt, ist unzählbar.

410
Wer in die Tiefe gehen will, muß bereit sein, Gegenkräfte zu überwinden.

411
Erfahrungen sind noch keine Erfahrung.

412
Gerade wenn man es sich nicht leisten kann zu verzichten, ist Verzicht eine Leistung.

413
Meistens haben die das Sagen, die nichts zu sagen haben.

414
Nur der Tod ist absolut gewiß. Ansonsten gibt es nur eine gewisse Gewißheit.

415
Man kann sich immer nur mehr, nicht weniger von etwas versprechen. Die Mehr-haben-Mentalität liegt schon in der Sprache selbst.

416
L'art pour l'art. Non. L'art pour l'homme.

417
Terror ist potenzierter Schrecken: die schreckliche Tat und die Verbreitung von Schrecken.

418
Aussehen unwichtig? Es ist Filter und Durchgang zum Inneren des anderen.

419
Kunst kommt von Können. Aber was jeder kann, ist keine Kunst.

420
Die Welt gehört dem, der sie neu denkt.

421
Frieden ohne Freiheit ist Unterdrükkung, Freiheit ohne Frieden Willkür.

422
Sonne im Herbst ist der Anfang eines neuen Frühlings.

423
Entscheidend für den Menschen ist nicht, wie die Welt ist, sondern wie sie ihm erscheint.

424
Haben und Sein:
Der Mensch hat das Sein nicht, aber er hat zu sein.

425
Das Reale kann nicht ideal sein. Nur das Ideal.

426
Die Welt ist der Spiegel des Ich in der Stimmung.

427
Gott wischt die *Schuld* weg – was bleibt, ist *Huld*.

428
Das „Gesetz der paradoxen Intention" (v. Frankl) verfehlt das Ziel. Das Gesetz der adversativen oder Gegen-Intention trifft besser.

429
Das Glück ist zum Genießen da. Wachsen kann man nur am Unglück.

430
Wichtiger als die „stabilitas loci“ ist die „stabilitas sensuum“.

431
Die Abstammung vom Affen ist der Affront, der den Menschen am meisten affiziert.

432
Die Dinge kippen nicht einfach. Aufgrund der Doppelschienigkeit des Daseins schiebt sich nur die negative Schiene vor die positive.

433
Süßes Nichtstun sieht sich in großer Nähe zum "nunc stans" der Ewigkeit.

434
Wissen *weiß* den Weg. Weisheit *weist* den Weg.

435
Dunkelheiten im Leben sind Geburtsvorgänge, um das Licht der Welt neu zu erblicken.

436
Kreativität könnte heißen: mit endlichen Mitteln unendlich positiv sein.

437
Auch wer ein gewinnendes Wesen hat, kann sein Gesicht verlieren.

438
Das Schlimme am Schlimmen ist vor allem, daß sich weniger Schlimmes im Schatten des Schlimmsten sonnt.

439
Es gibt kein Gelingen ohne ein Ringen.

440
Wenn Ernst zum Spiel wird, wird das Spiel ernst.
(Anders gesagt: Ernst ist auch ernst zu nehmen.)

441
Takt kennt keine Taktik.

442
Was auf Sinn geht, geht auf.

443
Sprache ist weder Abbild noch bloß Vorgang in der Wirklichkeit, Sprache soll bzw. will die Wirklichkeit treffen.

444
Wer verzagt, versagt.

445
Wahre Zukunft ist nicht, was auf uns zu-kommt, sondern was uns zugutekommt.

446
Nicht Wut – Mut tut gut.

447
Der Mut ist die auf den Kopf gestellte Wut.

448
Man versteht die Aufregung nicht, wenn jemand alle Hüllen fallen lassen will. Mit der sterblichen geht das ohnehin nicht so leicht.

449
Mit 15 richten sich die Fakten nach den Gefühlen, mit 50 die Gefühle nach den Fakten.

450
Schwierige Lage?
Was einem liegt, liegt nicht an einem.

451
Das Auge ist nicht nur Organ der Wahr-Nehmung, sondern auch der Wahr-Gebung. An der Nahtstelle zwischen Innen und Außen sorgt es – mit dem Blick – für die unverfälschte Wiedergabe des Innen.

452
Die Evolution vom Affen zum Menschen hat den Sinn zu zeigen, daß eine Umkehrentwicklung fatal wäre; dies schließt jedoch nicht aus, daß diese doch gelegentlich vorkommt.

453
Wenn deine Vorstellung von der Wirklichkeit falsch ist, dann liegt das nicht an der Wirklichkeit, sondern an deiner Vorstellung.

454
Auch den „Ewig Gestrigen“ gelingt die temporale Bilokation nicht. Im Gegenteil: Sie sind weder in der Ewigkeit noch in der Zeit zu Hause.

455
Fremdwürdigung ist zuvor schon Selbstwürdigung.

456
Assoziationen sind unverwechselbarer als Gedanken.

457
Höflichkeit mindert nicht, sondern erhöht den Respekt vor der Autonomie des anderen.

458
Erleben kann nicht warten.

459
Jeder Nomismus – ob Auto- oder Theonomismus – ist ein Monismus.

460
Das Du ist wie eine Straßengabelung: Sie führt ins Duett oder ins Duell.

Es ist
das beste
Ausrufe-
zeichen,
die Dinge
auf den Punkt
zu bringen.

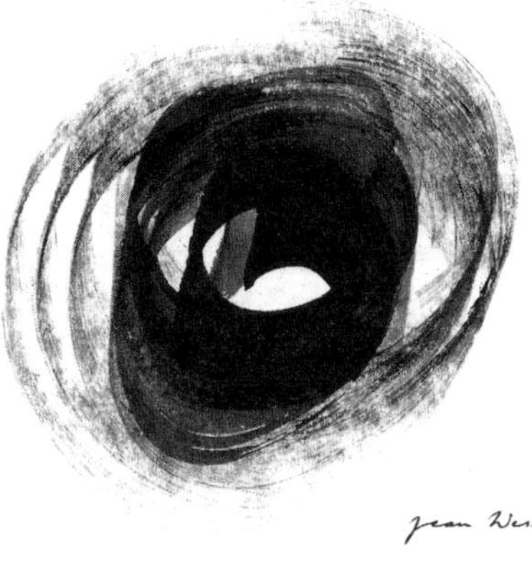

Jean Wesselbach

462
Sachzwänge sind die Blitzableiter personaler Verantwortung.

463
Die Dinge sind dazu da, den Menschen zu erfüllen, nicht der Mensch, um die Dinge zu erfüllen.

464
Nicht die Substanz, sondern das Akzidens schafft Akzente.

465
Den Fortschritt verdanken wir den Pessimisten, nicht den Optimisten.

466
Solange es nur die „ewig Gestrigen“ gibt und nicht die „ewig Morgigen“, ist die Gegenwart nicht im Gleichgewicht.

Auch
Unglück
dient dem
Glück.

Jean Wesselbach

468
Flexibilität ist keine Eigenschaft, eher eine Nicht-Eigenschaft. Sie ist die Kunst, bestimmte Eigenschaften zu begrenzen.

469
Der Solitärcharakter einer Erfahrung erhöht ihren Erinnerungswert.

470
Essenz o d e r Existenz?
Essenz ist der Sinn der Existenz.

471
Performative Sprache ist hochethisch. Worte wirken Wunder.

472
Bei allen Auflösungserscheinungen bleibt doch eine exzeptionell außen vor: die nämlich, daß sich Dinge in Wohlgefallen auflösen.

473
Wird aus Vergnügen Leidenschaft, macht Leidenschaft kein Vergnügen (mehr).

474
Verschiedenheit ist nicht bloß identisch mit Tod; sie ist auch identisch mit Leben vor dem Tod.

475
Volu*n*tas lupft sich leicht zur volu*p*tas.

476
Ein Gegenwartsmensch zu sein bedeutet vor allem, die Kongruenz von Gedanke und Gefühl zu erreichen.

477
Tiere mögen durchaus Gefühle haben – der Mensch aber bleibt das einzige Geschöpf, das lachen kann.

478
Agieren geht über gieren.

479
Nicht die Perfektion, sondern das Fragment ist die Quelle von Humor.

480
Kon*v*er*s*ation braucht Kon*s*er*v*ation.

481
Die Dreifaltigkeit Gottes ist ein eminent politisches Modell; dies wurde nur noch nicht erkannt. An der Spitze weltlicher Hierarchie müßte analog ein Dreigestirn stehen. Das wäre die entscheidende Revolution der Zukunft.

482
Die Dinge pendeln sich ein – in der Mitte, oder sie pendeln sich nicht ein.

483
Man muß kein Original sein; es genügt vollkommen, originell zu sein.

484
Die Einzelbiographie ist eine Art Nachvollzug der Paläontologie: von der Froschzur Vogelperspektive.

485
Jeder Absolutheit im Denken korrespondiert eine Resolutheit im Tun.

486
Besonders die Sprache kennt das psychologische Gesetz „Weniger ist mehr“: Ein Wort kann mehr sein als Wörter.

487
Manche suchen den Fehler bei sich, um ihn dann beim anderen zu finden.

488
Wer vom Bloß-Subjektiven spricht, wertet das Menschsein als ganzes ab.

489
Es heißt nicht, den Teufel mit Beelzebul auszutreiben, wenn man zum Erzfeind des Erbfeindes wird.

490
Das Laszive ist naiver als das Nackte.

491
Eine Mannestat braucht kein Mandat.

492
Aus einem Zau*d*erer läßt sich kein Zau*b*erer zaubern.

493
Das Herz hat seine Gründe, die der Verstand *nur noch nicht* kennt.

494
Der Buddhismus ist negative Theologie. Sein Schweigen über Gott läßt ihm Raum, läßt ihn s e i n.

495
Wie Mißlingen menschlich, ist Gelingen göttlich.

496
Bilder geben Kraft.
Feindbilder kosten Kraft.

497
Was Sinn und Ziel der Seele ist, ist erstaunlich einfach: ihre Seligkeit.

498
Das Gewissen ist das Geleit gegen das Geläut der Leute.

499
Inspi*z*ieren: erst zulässig nach Inspi*r*ieren.

500
Andeutung differenziert seinen Sinn. Im Körperlichen zielt es auf Weglassen, im Geistigen schließt es einen Horizont auf.

501
Der Könner ist der beste Gönner.

502
Die Frage nach dem Warum hat immer zwei Seiten: eine physische und eine metaphysische.

503
Imitationen zeigen vor allem eines: wie gut das Original ist.

504
Neues Wort mit altem Sinn meint Bruch.
Altes Wort mit neuem Sinn meint Aufbruch.
Neues Wort mit neuem Sinn meint Umbruch.

505
Etikette ist eher die Verkleinerungsform von Ethik als deren Steigerung.

506
Selbst die besten elektronischen Uhren haben einen unübersehbaren Nachteil: Sie zeigen nicht den Kairos an.

507
Man darf sich nicht mit dem Erstbesten zufrieden geben, sondern erst mit dem Besten.

508
Es ist allemal besser, selbst etwas aufzubauen als auf etwas zu bauen.

509
Ehe mit oder ohne Trauschein?
Es ist in jedem Fall schwer, keine Scheinehe zu führen.

510
Wer ein TABU auflöst, erzeugt TohuwABohU.

511
Nicht alles macht schon eo ipso Sinn. Aber alles hat Sinnpotential.

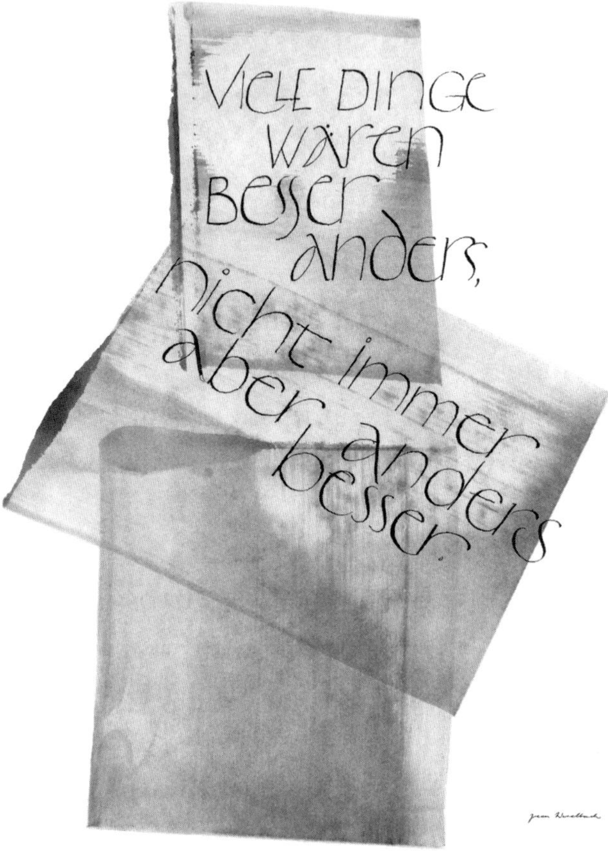
Viele Dinge
wären
besser
anders,
nicht immer
aber anders
besser.

513
Die gute Tat ist das wahre Wort.

514
Das Herz gibt dem Gesicht Gesicht.

515
Verantwortung übernehmen ist nicht leicht, man kann sich dabei leicht übernehmen.

Glaube

516
Der kirchliche Glaube hatte schon immer ein gebrochenes Verhältnis zum Wissen. Die Wißbegierde wurde zusammen mit den anderen Begierden in den einen Sündentopf geworfen.

517
Die Weitergabe des Glaubens kann nicht in Form eines Staffellaufes erfolgen. Der Stabhochsprung wäre ein passenderes Bild.

518
Der wahre Christ fragt nicht, was Gott für ihn, sondern was er für Gott tun kann.
Das ist die religiöse Revolution von unten und zugleich der wahre Gottesdienst.

519
Wenn Gott Schöpfer ist, kann er nur Künstler, nicht Macher sein.

520
Engel sollten den Menschen nicht nur beschützen, sondern auch beflügeln.

521
“Staub bist du, zu Staub kehrst du zurück.” (Gen 3,19)
Darum hat sich wohl der Mensch vor dem Gott des AT aus dem Staub gemacht.

522
Die Aporie zwischen Freiheit und Vorherbestimmung kann nur dergestalt aufgelöst werden, daß die Freiheit Gegenstand der Vorherbestimmung ist.

523
Der Tod ist der große Gleichmacher. Gott nimmt die mit der Schöpfung geschaffenen Ungleichheiten zurück.

524
Die größte Gotteslästerung begehen nicht die Halb- oder Ungläubigen (Atheisten bzw. Freidenker), sondern die Gläubigen selber, indem sie Gott zur Funktion für sich oder die Gesellschaft degradieren.

525
Gott die Funktion des Auges, das alles sieht, zuzuschreiben, ist gewiß problematisch. Der Vorteil freilich ist, daß Gott auch ein Auge zudrücken kann, vielleicht mehr, als der Kirche lieb ist.

526
Wenn Gott ein Auge zudrückt, geht das Licht nicht aus sondern an.

527
Schöpfung erschöpft sich nicht, sondern ist unerschöpflich. Das meint “creatio continua”!

528
Sinn ohne Gott? Möglich.
Gott ohne Sinn? Unmöglich.

529
Man muß als Christ in diesem Leben auch mit einem Sinn ohne Gott rechnen.

530
Aberglaube hat sich auch im Glauben selbst eingenistet – als Nestbeschmutzer.

531
Die Doppelnatur Jesu will besagen:
Das Göttliche an ihm ist das Menschliche.

532
Glaube will nicht blind sein, noch beliebig, sondern sucht das Glaubwürdige. Dazu braucht er das Bündnis mit der Vernunft.

533
Keine Religion hat oder ist die Wahrheit. Vielmehr partizipiert jede an der Wahrheit, mehr oder weniger. Dieses Mehr oder Weniger ist dem Diskurs offen.

534
Gnade heißt nichts anderes, als daß Gott seiner Liebe keine Bedingungen setzt.

535
Wahrer Glaube – das ist ein synthetisches Gewebe aus Vernunft, Erfahrung und Offenbarung.

536
Das Eingreifen Gottes ist sicher nicht als Paukenschlag oder gar Meteoriteneinschlag zu denken, schon eher im Sinne einer sanften Revolution.

537
Vom Himmel zur Erde gibt es keinen Umweg; für die umgekehrte Richtung gilt dies freilich nicht.

538
Wenn in der Gottesfrage die Chancen 50 : 50 stehen, bleibt nur die operationale Option zugunsten des Lebens, das heißt, die Existenz Gottes anzunehmen.

539
Gnade meint die Freiheit der Liebe Gottes, sie hat mit dem Gießkannenprinzip nichts zu tun.

540
Die Freiheit der Liebe ist das Mittel Gottes, um im Dilemma zwischen Gerechtigkeit und Barmherzigkeit zu vermitteln.

541
Gott steht und fällt mit dem freien Willen des Menschen.

542
Viele Leute drehen und wenden sich um 180 Grad und übersehen, daß es für eine Wendung zu Gott nur 90 Grad braucht.

543
Was Gott nicht verbunden hat, steht im Ermessensspielraum des Menschen.

544
Die Nächstenliebe steht nicht im Widerspruch zu Einzelgeboten oder Konventionen, sondern ist vielmehr deren

souveräne Überhöhung. Ihr wohnt so auch ein bemerkenswertes Überraschungsmoment inne.

545
Was ist schon der G l a u b e an eine Reinkarnation gegen die E v i d e n z des Lebens hic et nunc?

546
Vor der Hingabe an die Glaubensgewißheit steht die Faktenvergewisserung.

547
Glaube meint nicht nur festen Boden, sondern *Fest*boden.

548
Die Auferstehung ist der universalste, weil systemüberwindende Akt Gottes.

549
Rechtes Beten macht schöne Hände.

550
Die politische Theologie sollte ihre Legitimation und Sinnrichtung aus der systemüberwindenden Kraft der Auferstehung Jesu beziehen.

551
Selbstironie ist wohl gemeint, wenn Jesus von Selbstverleugnung spricht.

552
Die Kirchen sind wahrlich nicht zu beneiden. Der Glaubensschwund ist so weit fortgeschritten, daß nicht einmal mehr die Abwesenheit Gottes "anwest".

553
Etwas ist nicht gut, weil Gott es will. Vielmehr will es Gott, weil es gut ist Das ist theonome Autonomie.

554
Die historisch-kritische Forschung verdient höchsten Respekt und höchste Anerkennung. Erst durch sie wurde die Lebensleistung Jesu offenbar und findet gebührend Anerkennung.

555
Der Atheismus sollte nicht Sand, sondern Öl im Getriebe des Christentums sein.

556
In der kirchlichen Verkündigung bekommt man bisweilen den Eindruck, als ob nicht Gott in die Welt gekommen ist, sondern Gott heruntergeholt und so depotenziert wurde.

557
Das Rechtfertigungsdokument und die ihr zugrundeliegende Rechtfertigungslehre läßt sich nicht als Fokustheologie des NT rechtfertigen. Sie ist eine Derealisation.

558
Glaube gibt dem Leben Gesicht.

559
Die Proexistenz des Gottessohnes ist relevanter als seine Präexistenz.

560
Ewigkeit als Vorbild für die Zeit:
Vom Glauben zum Schauen. Genuß durch Anblick, statt durch Habenwollen.

561
Jesus war dem Profanen mehr zugetan als dem Sakralen. Schließlich verträgt sich das Sakrale nicht mit Humor, sie sind inkompatibel.

562
Der Kreuzweg Jesu will besagen: In Richtung auf das Ziel oder die Ziele des Lebens ist es wichtig, an den einzelnen Stationen wirklich Halt zu machen.

563
Das Gedächtnis – mag es auch noch so löchrig sein – hat etwas Ewig-Göttliches in seiner Simultan-Versammlung von weit Entferntem und Nahem. Die Ewigkeit ist synchron.

564
Wer Gott *hat*, hat ihn - und sich - schon verloren.

565
Der Zweifel bringt weiter als der Glaube. Auch den Glauben selbst.

566
Gott hat den Theologen die Aporie vor die Apologie gesetzt, um sie vor Arroganz zu bewahren.

567
Die Auferstehung Jesu war eine kluge prophylaktische Maßnahme. Denn aufgrund seiner Menschenkenntnis war ihm klar, daß er sich unablässig hätte im Grab herumdrehen müssen.

568
Hinweis an die Schöpfungstheologen: Gott hat den Menschen nicht als Mann *und* Frau, sondern als Mann *oder* Frau erschaffen.

569
Wer an die Wunder der Vergangenheit glaubt, wird in der Zukunft vielleicht *ein* Wunder erleben. Wer nicht daran glaubt, wird vielleicht *das* Wunder erleben.

570
Falsch verstandene Metanoia?
Die Kirche kennt den Zeigefinger, Jesus den Fingerzeig (vgl. Lk 11,20).

571
Jesus ist nicht Wegweiser, sondern Weiser und darum Weg.

572
Der Ultramontanismus ist – man muß es mit Bedauern sagen – nicht das Nonplus-ultra der Transzendenz.

573
Die anonymen Christen sind auf Wanderschaft: Wurden sie früher außerhalb des Christentums angesiedelt, so finden sie sich heute innerhalb desselben – dank des Mangels an Bekennertum.

574
Die Schöpfung Gottes ist noch nicht vollendet. Für die Erschaffung des neuen, menschlicheren Menschen ist der Mensch selbst verantwortlich.

575
Wenn die Theologen die Brille der Dogmatik herunternehmen würden, gäbe es Erstaunliches zu sehen: den authentischen Menschen Jesus.

576
Das Vergelt's Gott vergällt Gott.

577
Gott stirbt einen zweiten Tod in der (Post-)Moderne.
War jener am Kreuz kurz und schmerzhaft, ist der heute lang und schmerzlos.

578
Die Auferstehung Jesu ist der schärfste Protest gegen die tödlichen Verhältnisse der Welt.

579
Wessen Herz rechts schlägt – sozusagen gegen die Biologie – um einmal zur Rechten Gottes zu sitzen, sollte daran denken, daß Gott Dialektiker sein könnte.

580
Der 11. September 2001 markiert auch den definitiven Tod der Rechtfertigungslehre. Ihr Glaube hat die Terroristen nicht gerecht, sondern ungerecht gemacht. So erweist sich das „sola fide“ als Irrlehre.

581
Bevor man die Menschen das Christentum lehrt, sollte man sie lehren, ein Geschenk annehmen zu können.

582
Ein Gott der Vorsehung kennt keine Nachsicht.

583
Jesus ist der Weg, dem man nicht aus dem Weg gehen kann.

584
Die Offenbarung vermittelt die Außensicht, welche zur wahren Innensicht von Mensch und Welt verhilft.

585
Die einzigen Mühlen, die übrig geblieben sind, sind die Gebetsmühlen. Ihnen fehlt aber das bewegend-erfrischende Wasser.

586
Der Gedanke, daß Gott durch unseren Tod Platz für andere schaffen will, ist nicht das Non-plus-ultra eines christlichen Sozialismus.

587
Wenn in Jesus Gott gekreuzigt worden ist, ist auch seine Allmacht gekreuzigt worden.

588
Jesus ist der Kulminationspunkt performativer Sprache: Das Wort ist Fleisch geworden.

589
Das Wort – auch Gottes Wort – will Auslegung – wie ein Fisch das Wasser zum Ausleben.

590
Wer die Fassung verliert, verliert nicht den Glauben. Aber wer den Glauben verliert, verliert die Fassung.

591
Das Christentum sollte erkennen, daß der Umstand, sich zu überleben, keine Überlebensstrategie darstellt noch einen Transzendenzwert besitzt.

592
Der Buddhismus ist theologischer Minimalismus nach dem Prinzip “Weniger ist mehr”.

593
Es kann keine Prä*existenz* Jesu geben, weil Gott nicht e x i s t i e r t.

594
Gott existiert nicht. Gott lebt.

595
Christliche Flexibilität heißt nicht, das Mäntelchen in den Wind zu hängen, sondern den Mantel zu teilen.

596
Die christliche Dogmatik kommt auf hölzernen Stelzen her. Anders gesagt: Nicht jeder, der den Bodenkontakt verloren hat, kommt sehr weit.

597
Es wäre besser, Christus würde in Her*z*lichkeit wiederkommen, statt in Her*r*lichkeit.

598
Jesu Thema und Sache waren die Underdogs, nicht die Dogmen.

599
Jesus starb zwar einen furchtbaren Tod, aber doch so, daß der Tod selbst fruchtbar starb.

600
Pantheismus: Wenn Gott alles ist, ist er nichts mehr.

601
Das Gebet – das ist die Erfahrung der All-einheit im Alleinsein.

602
Die Benachteiligung der Frau ist schöpfungsbedingt. Adam wurde der Apfel eingebaut, Eva bekam einen in die Hand.

603
In der Theologie ist alles *durch* Gott *über*dacht, aber nicht alles *über* Gott *durch*dacht.

604
Die Einheit Gottes ist die Einzigkeit der Einigkeit der drei Personen.

605
Jesus sah sich und seine Jünger im Bild vom Weinstock und den Rebzweigen. Die Scheurebe hatte er freilich nicht im Visier.

606
Gott spricht kein Machtwort, er vertraut auf die Macht des Wortes.

607
Die Vertreibung von Adam und Eva aus dem Paradies war eine Überreaktion Gottes. Eine Evakuierung wäre angemessener gewesen.

608
In der heutigen Tendenz zu Instantaneität und Simultaneität offenbart sich der menschliche Wille, sich dem Göttlichen anzunähern.

609
Die Aporie der Paradoxie zwischen Gericht und Liebe will keine Auflösung. Sie fordert uns auf, die Ambivalenz auszuhalten.

610
*Vor*freude, *Vor*spiel, *Prä*ludium. Diese haben göttliche Qualität. Darum spricht die Theologie von der Präexistenz des Gottessohnes.

611
Der Gedanke, Gott könnte lediglich eine Zuschauerrolle haben, ist gewiß schwerer zu ertragen als der von seinem Eingreifen.

Kirche

612
Die Petrifizierung des Heiligen Stuhls ist die Transsubstantiation der Moderne.

613
Zeitlosigkeit ist nicht mehr zeitgemäß. Das hat die Kirche (noch) nicht verstanden.

614
Zum Stand der Ökumene:
Das Dokument zur Rechtfertigungslehre ist selbst nicht gerechtfertigt, weil nicht recht gefertigt.

615
Die Bischöfe tragen Krummstab.
Gott kann aber zum Glück auf krummen Zeilen gerade schreiben.

616
Die Kirche weiß auch:
Worte sind Schall und Rauch.
Darum erfand sie den Weihrauch.

617
Auch in der Kirche gab es immer schon Vordenker. Man nannte sie nur anders: Propheten. Heute nennt man sie Avantgardisten.

618
Das Buch der Bücher enthält viele Kapitel. Das Domkapitel fehlt. Das sollte Anlaß sein, ein neues Kapitel aufzuschlagen.

619
Die Kirche kennt nur den moralischen Zeigefinger. Jesus hat den Finger verwendet, um zu heilen!

620
Die Kirche ist nicht so ideologieresistent, wie sie glaubt: Es gibt genug -ismen: Fundamentalismus, Ökumenismus, Katechismus.

621
Hut ab vor dem Betreten der Kirche! Wer würde ihn auch vor der Predigt abnehmen?

622
Die Sünde ist die Syntax der kirchlichen Sprache. Ihre Semantik ist die Mystik.

623
Das Christentum, wenn wirklich ernst genommen, ist die beste Versicherung gegen Sachzwänge.

624
Die Kirche sollte ein Wächteramt ausüben, von einem Nachtwächteramt war keine Rede.

625
Die Kirche verwechselt Ablaß mit Altruismus. Es wäre an der Zeit, vom Ablaß abzulassen.

626
Schon seit Jesu Verklärung gilt das Prinzip "Verklärung" in der Kirche mehr als Aufklärung.

627
Heiligenschein, Glorienschein: mehr Schein als Sein in der Kirche.

628
Die Kirche benötigt gewöhnlich Wunden für ihre Wunder. Verwundert dies nicht?

629
Eva hat noch in den sauren Apfel gebissen. Heute sind die Sünden süß.

630
In der Kirche ist die Wandlung ein Alibi für den Mangel an Wandel.

631
Nicht mehr die Kirche, sondern Mode macht Moral.

632
Wozu das Fegefeuer?
Ein gebranntes Kind scheut bekanntlich das Feuer.

633
Kirche in der Postmoderne:
Ihre Sendung kommt nicht mehr an. Der Empfänger ist verzogen.

634
Die kirchliche Rede vom Teufel ist die „commedia anti-divina“.

635
In der Kirche wäre eine gelegentliche lokale Demission besser als die permanente globale Mission.

636
Fußwaschung, symbolisch verstanden, heißt, etwas erfrischend Neues auf die Beine zu stellen.

637
Der Bischofsstab hat eine Metamorphose vom Zeigestab zum Krisenstab durchgemacht.

638
Jesus ist nicht Feuermelder, sondern Feuerwerfer.

639
Was human ist, ist christlich.
Aber: Nicht alles, was sich christlich nennt, ist human.

640
Der größte Hemmschuh für Veränderung in der Kirche ist nach wie vor, daß sie sich für göttlich hält.

641
Charisma, Dogma, Stigma, Fatima: Mamma mia, ein Paradigma mit großem Enigma!

642
Die historisch-kritische Vernunft hat es an den Tag gebracht: Das Christentum ist nicht nackte, sondern bekleidete Wahrheit.

643
Eine merkwürdige Form der Allergie griff schon in der Kirche Platz: der

Keuschhusten. Er soll in bestimmten katholischen Gegenden besonders ausgeprägt gewesen sein.

644
Wenn etwas zu sehr an die Substanz geht, sollte man als Katholik auf Transsubstantiation schalten.

645
Der Rückzug der Kirche aus der Welt steht konträr zu Jesu Inkarnation. Er ist Verrat an seiner Sache.

646
Mancher Nicht-Katholik versucht päpstlicher zu sein als der Papst.
Gibt es eine frappierendere Form der Ökumene?

647
Der Christ ist nicht Werkzeug Gottes, eher schon seine "task force".

648
Die Erbsünde ist eine Erblast, an der die Kirche als ganze mehr zu tragen hat als ihre einzelnen Glieder.

649
Wenn das Gewissen nach katholischer Auffassung letzte sittliche Instanz ist, hätte es niemals die Exkommunikation geben dürfen.

650
Soll es sich um "political correctness" handeln, wenn sich die Kirche zunehmend aus der Politik heraushält?

651
VATIkan braucht MUTti!

652
Die Kirche ist zu einem Überflieger geworden. Um landen zu können, braucht sie einen Umkehrschub.

653
Für die Reliquie gilt in der Kirche ein „Reliquiescat“. Auch für sie müßte gelten: „Requiescat in pace.“

654
Der Purpur des Kardinals macht durch formale Verdoppelung des Puren noch nicht rein.

655
Leider tragen einige Bischöfe das Rationale etwas zu tief, nämlich um die Schulter!

656
Ein neuer Katechismus der Kirche sollte enthalten:
Der Scheiterhaufen war Sünde.
Scheitern ist keine Sünde.

657
Die Inflation der Seligsprechungen in der Kirche mutet an wie der verzweifelte Versuch, den Menschen nicht nach seiner Façon selig werden zu lassen.

658
Die Kirche läßt nicht nach, die Schuld nachzulassen. Dennoch – oder vielleicht deswegen? – hat die Schuld selbst noch nicht nachgelassen.

659
Ökumene der Zukunft:
Wenn das Katholische evangelisch wird, dann erst wird das Evangelische katholisch.

660
Opus dei nec pars nec pars pro toto, sed totum solum. (Das Opus dei (=Werk Gottes) ist weder ein Teil noch ein „pars pro toto", sondern allein das Ganze.)

661

Es gibt nur eine Aufhebung der dialektischen Spannung zwischen Real- und Spiritualpräsenz: in der realen Spiritualpräsenz.

662

Die Monstranzen sind zu monströs, um noch etwas zeigen zu können.

663

Jesus hat zwar seine Antithesen formuliert, doch er selbst ist in Wirklichkeit die Synthese, und zwar die definitive, denn zu ihr gibt es keine Antithese. Nur die Kirche fungiert mitunter als solche.

664

Emmaus heißt: begeistert mitgehen!

665
Pfingsten: gemeinsam begeiste(r)ten Sinnes!

666
Der Event macht dem Advent schwer zu schaffen. Der Mensch kann nicht mehr warten, alles muß jederzeit mach- und verfügbar für ihn sein.

667
Advent und Weihnachten sind ein Symbol für das unaufhaltsame Streben des Lebens zum Punkt Omega.

668
Psychoanalytisch gesehen, ist Weihnachten die Re-Animation der Archetypen. Das verleiht dem Fest seinen mystischen Charakter.

Tod / ewiges Leben

669
Der Tod hat eine neue Dimension erreicht: Er betrifft nicht mehr nur das eine oder andere Individuum, sondern das Dazwischen. Er ist Beziehungstod geworden.

670
Der Tod ist das Ende der Endlichkeit und der Anfang der Endgültigkeit.

671
Den Tod als Steigerung der Immanenz sehen zu können – wäre das nicht todchic?

672
Es ist besser fürs Leben, positiv über den Tod hinauszudenken, als das Sterben vorzudenken.

673
Das "nunc stans" sollte nicht Vorgeschmack einer späteren Ewigkeit sein, sondern Durchscheinen der Transzendenz in der Immanenz.

674
Bevor man stirbt, sollte man mit dem Leben abgeschlossen haben.

675
Die Liebe ist stärker als der Tod. Darum und dazu gibt es die Auferstehung des Leibes.

676
In bezug auf das Leben nach dem Tod ist die Frage nicht: Was erwarten wir? Vielmehr: Was erwartet uns?

677
Ewigkeit nach der Zeit?
Die Zeit kann nur in der Ewigkeit eingebettet sein. Alles andere wäre unlogisch.

678
Paradoxie des Todes:
Keiner kann etwas mitnehmen, wenn er geht. Umso mehr wird im Hier und Heute mitgenommen, was nur geht.

679
Die Rede vom Ableben sollte dem Menschen bewußt machen, daß das Leben eigentlich ein Aufleben sein sollte.

680
Wer nicht loslassen kann, kann nicht sterben.

681
Wir alle leben auf den Tod zu. Aber wir sollten vom Tod her leben.

682
Endlichkeit ist nur denkmöglich im Kontrast von Unendlichkeit.
Unendlichkeit braucht den Gedanken der Transzendenz.

683
Der Tod kostet das Leben.
Darum kostet das Leben aus.

684
Wenn es eine Ewigkeit gibt, kann die Zeit eigentlich nur ein Experiment Gottes sein. Das aber heißt, Abschied zu nehmen von einer Prädestination von allem und jedem.

685
An die Reinkarnation glauben vor allem die, die vom Leiden an der verlorenen Zeit gezeichnet sind.

Bildung / Erziehung

686
Wenn wir wirklich eine bessere Gesellschaft wollen, brauchen wir Besserwisser.

687
In der Schule wird nicht gestützt, sondern gestutzt.

688
Die “ars movendi” des Lehrers sorgt für “good vibrations”.

689
Von Cheftheoretikern hat man gehört, von Chefpraktikern noch nie.

690
Sich selbst etwas vormachen ist nicht der Autodidaktik und Andragogik letzter Schluß!

691
Dem Transfer – dem neuen Hochglanzbegriff der Pädagogik – muß der Non-Transfer zur Seite gestellt werden: der Non-Transfer negativer Stimmungen, Gefühle und Gedanken.
Denn: Der Adressat ist König!
(Für ganz Schlaue: Transfer und Non-Transfer entsprechen dem Aliud und Non-Aliud des Nikolaus von Cues!)

692
Non scholae, sed vitae discimus?
Nein, es ist viel einfacher und doch so unendlich schwer: Der bedeutsamste Lernvorgang ist das Leben selbst.

693
Im Zuge der Industrialisierung ist die Schule zur Fabrikhalle umgebaut worden, an deren Fließbändern das Produkt Gleichmacherei herauskommt.

694
Wie soll den Schülern geistige Nahrung gegeben werden, wenn sie *auf*bereitet statt *zu*bereitet wird?

695
Schlechte Noten sind der Paukenschlag der Schüler gegen Stand- und Moralpauken der Lehrer.

696
Die Kultivierung des Ahnungsvermögens ist ein wichtiger Beitrag zur Ausbildungsreform.

697
Prägung ist kein Cloning, sondern schafft eine Identität, freilich eine solche *mit* Differenz.

698
Manchem Lehrer wären bestimmte Etüden seiner Autorität förderlicher als seine Attitüde.

699
Die Norddeutschen haben eine hervorragende pädagogische Formel: Butter bei die Fische geben.
Von Unterbuttern ist nicht die Rede.

700
Erziehung als Prägung:
Nur was ich mir selbst einpräge, kann sich ausprägen.

701
Das Temperament ist nicht gottgegeben, sondern eine Form-Sache.

702
Kinder wollen und brauchen keine Vorbilder. Sie wollen und brauchen Vor*leben.*

703
Der Unterricht krankt heute vor allem daran, daß der Lehrer nur noch zu motivieren, aber nicht mehr zu überzeugen braucht.

704
Die permissive Schule ist ein Ort der Verhinderung von Grenzerfahrungen.

705
Es ist wohl kein Zufall, daß es gerade dort Unterweisung gibt, wo man glaubt, ohne Beweis oder Aufweis auskommen zu können: im Religionsunterricht.

706
Wer über das frühe Reifwerden der Jugendlichen klagt, hat selbst noch einen Reifeprozeß vor sich. Denn körperliche und seelische Reife waren noch nie kongruent.

707
Was die Politiker meinen, ist keine Bildungs-, sondern eine Ausbildungsreform. Darin offenbart sich bereits grundlegend das Bildungsdefizit der Politiker.

708
Die Pädagogik ist prinzipiell eine Verletzung der Menschenwürde, indem sie heteronom in die Autonomie des Menschen eingreift. Dieser hermeneutischen Crux sollten sich die Pädagogen in ihrer Arbeit stets bewußt bleiben.

709
Das Doppelleiden des Kindes:
Es ist das Kind, das „gemacht“ wird (= biologisches Kind), und es ist das Kind, zu dem es gemacht wird (= psychologisches Kind).

710
Das „Werdet wie die Kinder“ Jesu ist kein Umerziehungsprogramm, sozusagen mit umgekehrtem Vorzeichen, auch keine „Zurück-zur-Natur“-Ideologie, sondern schlicht der Appell, die Gegenwart zu leben und in ihr positiv aufzugehen.

711
Der Anspruch einer Tiefenpädagogik ist, *anzusprechen* ohne *anzusprechen*.

712
Vor dem Über s e t z e n muß man ü b e r setzen – ans Ufer der anderen Sprachlandschaft.

713
Das Manöver ist nicht das höchste Oeuvre des Mannes.

714
Früher überwog der passionierte, heute überwiegt der pensionierte Lehrer.

715
In dem Aufruf an den Schüler, leiser zu werden, steht in Wahrheit – paradoxerweise – der Aufruf, lauter zu werden.

716
Vernunft ist der bessere Erzieher als „trial and error“.

717
Pädagogen haben es verlernt, Orthopäden zu sein, Erzieher zum aufrechten Gang.

718
Die Jugend ist dazu da, um alles, inclusive Erziehung, in Frage zu stellen. Darum muß Erziehung sein.

719
Probieren geht über Studieren oder: Es ist einfach erstaunlich, wie erstaunlich einfach manches ist.

Modernität / Zeitkritik

720
Die Herstellung von Antimaterie ist weder der Beweis noch die Erfüllung des Dialektischen Materialismus, sondern dessen Untergang.

721
Die Saat des "ora et labora" des Hl. Benedikt ist aufgegangen. Zuerst in den Oratorien, dann in den Laboratorien. Alles hat sich freilich dissoziiert und verselbständigt.

722
Die Frau im Spiegel der Zeit: Früher *wurde* sie vergeben, heute *ist* sie immer schon vergeben.

723
Das ist die Triebkraft des Atheismus: zu beweisen, daß man auch ein guter Mensch sein kann, ohne an Gott zu glauben.

724
Was haben säkulare Welt und moderne Frau gemeinsam? "Oben ohne".
Das läßt tief blicken.

725
Die Xenotransplantation wird es möglich machen, seinen inneren Schweinehund nicht mehr überwinden zu müssen.

726
Die Grundformel der Postmoderne:
Nicht das Sein, sondern das Design bestimmt das Bewußtsein.

727
Der Dämonenglaube ist noch heute – im bösen Fuß – lebendig.

728
Vor Erblassern wird man immer erblassen.

729
Wenn die Moral versteinert ist, wird es eine Erosion geben.

730
Dem Deutschen wohnt ob der klanglichen Nähe von Historie zu Hysterie ein großes Verwechslungspotential inne.

731
Piercing ist der falsch verstandene Versuch, die Durchbohrung Jesu in unserer Zeit nachzuahmen.

732
High Sensitivity:
Während die Technik immer sensitiver wird (z.B. Sensoren beim Autoscheibenwischer), scheint beim Menschen eher das Gegenteil der Fall zu sein.

733
Die neuen Grundwörter für Arbeit und Freizeit: Klick und Kick.
Vorsicht: Zuordnung nicht eindeutig geregelt!

734
Was ist das Gemeinsame zwischen Gott und "big brother"?
Beide sehen alles.
Und der Unterschied?
Gott *übersieht* manches.

735
Entgrenzung, Entschleunigung:
Die Entzauberung der Begriffe hat begonnen.

736
Detailverliebtheit ist eine Nische und Oase im Zeitalter der Globalisierung. Sie ist kontrapunktisch.

737
Vom Funktionalismus kann der Funke der Menschlichkeit nicht überspringen.

738
“Zurück zur Natur” heißt nicht: zum Nudismus, sondern zur Selbstregulation zurück.

739
Indem die Wissenschaft glaubt, den Menschen bemessen und durchmessen zu können, wird sie selbst vermessen.

740
Jetzt ist man gezwungen, die Zeitung >zusammen zu lesen<.
Man kann sie nicht mehr >zusammenlesen<. Soll man traurig oder froh sein über dieses Resultat der Rechtschreibreform?

741
Mein Bauch gehört mir:
Selbst eine Aussage aus dem Bauch heraus!

742
Das Leiden an der verlorenen Zeit ist kein Grund, an die Reinkarnation zu glauben. Das wäre ein typischer Fall von Projektion.

743
Die Rede „Es ist nichts anderes als“ ist ein Reduktionismus, oder anders gesagt, ein im Gewand des Relativismus daherkommender Dogmatismus.

744
Der Beitrag des Lateinischen zur Emanzipation:
Suum cuique. Jedem das Seine und: jeder das Ihre!

745
Die Großen werden Global Player, die Kleinen werden Global Payer.

746
Die Heilpraktiker sind die größeren Ideologen. Sie wollen das Heil nicht nur verkünden, sondern auch noch praktizieren.

747
Die Homöopathie ist ob ihrer Nebenwirkungsarmut patientenfreundlich. „Wadde hadde du denn da“ sollte wohl eine homöopathische Medizin gegen den Kulturverfall sein – oder?

748
Viele Leute, die heute eingestellt werden, bringen nicht die richtige Einstellung mit. Darauf muß man sich nolens volens auch einstellen.

749
Die Universität steht unter dem Verdikt des Verfallsdatums.
Nicht so sehr wegen des Niveauverlusts, sondern weil die zunehmende Spezialisierung dem Anspruch der Universalität diametral zuwiderläuft.

750
Heute ist vielfach der *Profit* der Hit, doch ist und bleibt *Profil* das Ziel.

751
Das Leben muß ein furchtbarer Tanz geworden sein, wenn sich junge Leute abtanzen müssen.

752
Daran kommt man nicht vorbei: Die Postmoderne beinhaltet auch den Postfeminismus. Ob dies im Sinne des Erfinders war?

753
Dem „deus sive natura“ Spinozas folgte das „deus sive dea“ des Feminismus. Jetzt heißt es: Ade dea – ave eva!

754
Die Psychotherapie behauptet, Gedanken könne man nicht lesen. Die Liebe weiß es besser.

755
Kontrahent sollte man nicht so buchstabieren: Kontra-hent, sondern so: Kon-trahent.

756
Die Moral ist vor allem deswegen zugrundegegangen, weil man den freien Willen des Menschen wegpsychologisiert und – soziologisiert hat.

757
Auch den Schmuck hat der Wertewandel ergriffen. Früher sollte er schmükken, heute will er zumeist provozieren.

758
In der Mediengesellschaft ist die Selbstachtung der Imageachtung gewichen.

759
Heute braucht man sich nicht mehr zu ändern, sondern nur noch sein Image.

760
Nicht Ethik, nicht positive Authentizität – Quote ist nunmehr normativ.

761
Wenn sich abzeichnet, daß man keine Zeichen setzen kann, bekommt man als Auszeichnung ein Abzeichen.

762
Beim Uni-Examen gibt es jetzt den Freischuß. Wann führt ihn die Polizei ein bei ihren Prüfungen, sprich Momentaufnahmen per Rotlicht?

763
Alle Politiker verachten Gleichschaltung, betrieben diese aber jahrelang genau dort, wo sie impraktikabel ist: im Egalisierungszwang der Bildungspolitik.

764
Der Staat schützt mit der Ehe die Familie. Mit der Homo-Ehe schützt er v o r der Familie.

765
Justizreform und Rechtschreibreform laufen parallel. Eine Verschränkung wäre besser: In der Justiz sollte statt der Rechtsprechung die Rechtschreibung eingeführt werden. Versehentlich wurde das falsche Gebiet besetzt.

766
Tempora mutantur:
Früher haben die Politiker das Volk für dumm gehalten, heute hält das Volk die Politiker für dumm.

767
Der Paradigmenwechsel hierzulande besteht darin, daß nicht mehr die demokratischen die diktatorischen Kräfte sublimieren, sondern umgekehrt die diktatorischen die demokratischen.

768
Herrschaft ist “out” – “in” ist der Trend, die *Vor*herrschaft, die neue, sublimierte Form der Herrschaft.

769
Die einzige, auf Dauer lebensnotwendige Wehrmacht: die Macht, die den Anfängen wehrt, alles absorbieren zu wollen!

770
Eine Reformation – egal, ob vorne oder hinten betont – trägt auf jeden Fall Format in sich, im Gegensatz zur heutigen Reform.

771
Der Arbeiter denkt sich: Mit Musik geht alles besser. Darum macht er Akkordarbeit. Kein Wunder, wenn am Schluß eine Fehlkomposition herauskommt.

772
Der Eros-Center ist hauptverantwortlich für die Erosion des Eros.

773
Der Deutsche hat Angst vor der Lockerung des Brief-Monopols der Post. Es könnten zu viele Freibriefe ausgestellt werden.

774
Wie will man in einer Beziehungskiste l e b e n? Ohne Sauerstoffzufuhr wird sie bald zum Sarg – nicht nur für alte Schachteln.

775
Paradox: Die Rechtschreibreform wird diktatorisch durchgesetzt, Diktate aber werden so gut wie keine mehr in der Schule geschrieben.

776
Die Zahl der Durchgeknallten nimmt zu. Es muß am TV-Konsum liegen. Neben Einzelsendungen kommt vor allem die Fernwirkung des Urknalls in der Strahlung ursächlich in Betracht!

777
Offenbar harren so viele bis zum Programmschluß vor der Glotze aus, um in der Strahlung ein kosmisches Einheitserlebnis mit dem Urgrund der Welt zu haben.

778
Zwischenmenschlichkeit und Kommunikation dienen der Relativierung des Individualismus wie des Personalismus.

779
Unsere Gegenwart ist in der Theorie pluralistisch. In der Praxis tritt uns aber zumeist ein Monismus entgegen, indem immer nur ein Phänomen total en vogue ist. Dem *Nur* entspricht – spiegelbildlich – der *Run*.

780
Die Fun-Generation neigt mehr zu Tolleranz denn zu Toleranz.

781
Ergonomie? Gut.
Was fehlt, ist freilich eine Ergo-Therapie, wenn man die vielen falschen Schlußfolgerungen, die Leute ziehen, anschaut. Ergo: Ergo-Therapie als Anwendungswissenschaft der Logik wünschenswert.

782
Die Entwicklung von der Religion zur Psychotherapie ist Sache der Bequemlichkeit. Sie ist die Umlage von der Vertikalen in die Horizontale. Konkret: Vom Beichtstuhl zur Coach.

783
Time is money. Gerade weil diese Gleichung gilt, ist ein Aufbruch zur Alternative möglich und wünschenswert: Zeit *oder* Geld.

784
Wenn ein Staat keinen Transzendenzbezug hat oder mit einer solchen Möglichkeit nicht zumindest implizit rechnet, kann er sich nicht als vorläufig verstehen, sondern verabsolutiert sich selbst.

785
Wenn Demokratie Herrschaft des Volkes ist, muß Bürokratie Herrschaft des Büros sein. Das ist sie auch tatsächlich, statt Herrschaft über das Büro zu sein.

786
Die westliche Kultur ist in die Äste und Zweige gestiegen. Sie reicht nicht mehr in die Wurzeln hinunter.

787
Die Retrospektive ist keine Einbahnstraße, sondern macht eine Umkehrschleife zur Perspektive.

788
Der Mensch ist weder Teil noch Herr der Natur. Er steht, indem er in ihr steht, ihr zugleich gegenüber.

789
Heute wäre es für die Philosophie an der Zeit, in vielerlei Hinsicht eher den „horror abundantiae“ als den „horror vacui“ zu thematisieren.

790
Das Ethnische ist keine Nische des Ethischen.

791
Die Menschheit muß aufpassen, daß die Manipulation am *Erbgut* nicht zum *Betrug* mutiert.

792
Ein Afrika-Aufenthalt wäre den Europäern vor allem deshalb zu empfehlen, um zu lernen, sich einmal abseits der ausgetretenen Pfade zu bewegen.

793
Dem Fernsehen steht der Übergang vom Sendungsbewußtsein zur Bewußtseinssendung erst noch bevor.

794
Eine Gewissensgesellschaft ist allemal einer Wissensgesellschaft vorzuziehen.

795
Wenn die Balance zwischen Politik und Wirtschaft verlorengeht, handelt es sich um Politikwirtschaft, nicht um Wirtschaftspolitik.

796
Die Zeit – ein Kommen und Gehen? Nein. Die Zeit hat erst Zukunft, wenn das Kommende geht.

797
Hüte dich vor denen, die dir ein neues Bewußtsein verschaffen wollen. In Wahrheit schaffen sie eine neue Abhängigkeit.

798
Ein Philosoph ist nicht einer, dem es primär um Regeln geht, sondern dem es gerade um die Ausnahmen geht, und wie diese in den Denkhorizont zu integrieren sind.

799
Wenn Freiheit *herrscht*, herrscht keine *Freiheit*.

800
Mutation der Ästhetik?
Vom Schönschreiben des Schülers in der Schule einst zum Schönreden und Schönrechnen der Regierung heute.

801
Das ständige politische Gerede von der Erinnerung-hochhalten ist wie die Exhumierung einer Leiche, die schon längst auferstanden ist.

802
Cogito ergo sum.
Mehr halten es freilich damit: incognito ergo sum.

803
Man täusche sich nicht: Pluralismus in der Mode ist nicht ihr Aufleben, sondern ihr Tod.

804
Ob eine Partnerschaft homogen ist, hängt nicht von einem Homo-Gen ab.

805
Die Gesellschaft ist nur vermeintlich auf dem Weg zum Individualismus: Der Mensch ist noch kein Unverwechselbarer geworden, er ist nur auswechselbarer geworden.

806
Die Technik ist dabei, durch Quote, Ted und interaktives Fernsehen die letzte Hand-Domäne, den Applaus, abzulösen.

807
Die Dogmatik ist die Vergewaltigung der Skepsis.

808
Der Gesundheitsminister warnt: Korpulenz ist nicht der Lenz des Korpus.

809
Das Interessante am bzw. im Jenseits: zu beobachten, wie lange der Staat, in dem man lebte, noch existiert.

810
Legalismus mag legal sein – legitim ist er nicht.

811
Fatalismus läßt sich keinesfalls nur dem zyklischen Denken des Hinduismus zuschreiben. Er findet sich genauso in einer linearen Philosophie, die resignierend feststellt: So ist eben der Lauf der Zeit.

812
Die Frei*z*eit steht heute mehr denn je in Gefahr, zur Verheizung der Frei*h*eit zu werden. Die graphische Minimaldifferenz der beiden weitet sich zur realen Diastase.

813
Fleurop ist schön. Schönheit ist aber in der politischen Dimension erweiterbar: Aus Europa wird Fleuropa.

814

Sozialutopie? (Prolegomenon einer künftigen Gesellschaft)

Humanismus wie auch Sozialismus sind gescheitert. Sie müssen zusammengeführt werden zu einem Humansozialismus oder – besser – zu einem Sozialhumanismus. Denn nicht die Vergesellschaftung des Menschen, sondern die Vermenschlichung der Gesellschaft ist das Ziel.

815

Die Syntax des Alters:

Die Frage „Wie alt werde ich?“ ist heute unterfangen von der Frage „Wie werde ich alt?“

816

Welcher „-ist“ man ist, ist letztlich gleich – besser, man >ist< und ist nicht man.

817
Es ist ein weiter Weg vom EUR zum CharmEUR.

818
Das Christentum kann nur durch Liebenswürdigkeit wieder attraktiv werden. Liebenswürdigkeit durch Liebe.

819
Ob prä- oder postmortal, Verbrennung ist leibfeindlich.

820
Eine neue Deklaration der Menschenrechte sollte eines mitenthalten: die Mußefähigkeit des Menschen als Maßstab seines Menschseins.

821
Nachbesserung?
Der Volksmund weiß es besser: Es kommt nichts Besseres nach.

822
Versiert serviert: Dies wäre das Top-Prädikat der Dienstleistungsgesellschaft.

823
Das paradoxe Auf und Zu der Liebe der jungen Generation: Sie können zwar *auf* jemanden stehen, aber nicht *zu* jemandem.

824
Kriegserklärung:
Früher erklärte man einfach dem andern den Krieg.
Heute muß man (wenigstens) den Krieg erklären, bevor man ihn erklärt.
In Zukunft wird man hoffentlich dem Krieg den Krieg erklären.

825
Paradoxie als Deckmantel:
Wer von der pluralistischen Gesellschaft redet und den zunehmenden In-

dividualismus meint, redet kontraproduktiv: Er begrenzt diesen nicht, sondern fördert ihn. Darum sollte man besser von der singularistischen Gesellschaft sprechen.

826
Wir leben angeblich im Stadium des exzessiven Individualismus. Wenn man sich die sprachlichen Fertigprodukte in Form von Standardphrasen anschaut, wird man eines Besseren belehrt.

827
Die Statistik kann nicht die Statik der Demokratie bilden.

828
Psychologie sei nicht normativ, sondern deskriptiv. Sie ist beides: die normative Kraft des Deskriptiven.

829

Einer alten Philosophie kam es darauf an, Schlußfolgerungen zu ziehen. Einer neuen wird es besonders darauf ankommen, keine voreiligen Schlüsse zu ziehen, vor allem darüber, was sich angeblich ausschließt. Sie wird nicht exklusiv, sondern inklusiv bzw. integrativ sein.

830

Die K*l*assengesellschaft war noch nicht der Extremwert des Kapitalismus, er kulminiert erst jetzt in der Kassengesellschaft. Die Kassengegensätze bestimmen die Klassengegensätze.

831

Ein Wort, nein Buchstabe verändert die Welt: der Übergang vom do-ut-des- zum do-*e*t-des-Prinzip.

832
Jedem Anfang wohnt ein Zauber inne? In unserem Land wohl kaum, wenn man an die Initiationswörter denkt: Premiere, Debüt, Ouvertüre.

833
Vor der En*d*warnung kann keine En*t*warnung gegeben werden, denn die Apokalypse hat Hochkonjunktur.

834
Nacktheit liegt im Trend, denn sie ist eine unkomplizierte Form der Ganzheitlichkeit.

835
Der Unterschied zwischen einem Wissenschaftler und einem Politiker:
Der Wissenschaftler kennt die Sache und forscht nach der Ursache.
Der Politiker kennt die Ursache von vornherein und forscht dann nach der Sache.

836
Formalismus ist Feigheit, nicht Fein*n*heit.

837
Vom Informationszeitalter kann man erst dann wirklich reden, wenn die Information so in Form gebracht ist, daß sie auch in Form bringt.

838
Die Waschzettel der Medikamente sind meist Hieroglyphen. Denn was die Pharmaindustrie bei einer bestimmten Sorte von Psychopharmaka das „extrapyramidale Syndrom“ nennt, ist in Wirklichkeit die Wüste ihrer Nebenwirkungen.

839
Was wir brauchen oder anstreben sollten: keinen Sozialismus, wohl aber einen soziokultivierten Individualismus.

840
Das größte Sicherheitsrisiko ist und bleibt die menschliche Freiheit.

841
Seltsam, aber wahr: Beim Aberglauben kennen viele kein Wenn und Aber.

842
Das deutsche Amt ist in Samt und Seide. Es ist darum nur würdig und recht, wenn der Bürger auch mit Samthandschuhen angefaßt werden möchte.

843
Die Welt ist viel zu sehr von Uniformen geprägt, als daß von einem exzessiven oder gar grassierenden Individualismus die Rede sein könnte.

844
Für die eigentliche Zeitansage ist nicht der Nachrichtensprecher, sondern der Philosoph zuständig.

845
Die Terroranschläge vom 11. September 2001 schreiben rückwirkend die Geschichte um. Der Thesen-Anschlag Luthers war so nichts anderes als die plakative Gestaltung der Kirchentür.

846
Der Geist verträgt keine Reduktionsdiät, er hat Hunger nach Deduktion und Induktion.

847
Der Schulterschluß gilt jetzt als politisches Allheilmittel. Zu Risiken und Nebenwirkungen fragen Sie ihren Arzt oder Apotheker!

848
Pauschalreisen darf man gewiß nicht pauschal verdammen, doch sie haben in der Regel einen schalen Beigeschmack.

849
Alle Welt macht jetzt in Supervision. Wo aber bleibt die Super-Vision?

850
Das ist der Irrtum der Erlebnisgesellschaft: Den Sinn des Lebens kann man nicht erleben, man muß ihn erfahren.

851
Bei Gott ist alles möglich. Er macht das Unmögliche möglich. Macht macht das Gegenteil. Sie macht das Mögliche unmöglich.

852
Anti-Kapitalismus in seiner schönsten Form: ohne Kosten auf seine Kosten kommen.

853
In einer Zeit, in der das Können dem Menschen mehr und mehr durch die Technik abgenommen wird, gewinnt ein

menschliches Können an Bedeutung, auf das man stolz sein kann: das Verzeihenkönnen.

854
Auch für die Multi-Kulti-Gesellschaft gilt: multum non multa. Sonst könnte es leicht – sozusagen aufgrund einer Sprachverschiebung – zu einer „Molti-Colti“-Gesellschaft kommen.

855
Der Machbarkeitswahn ist weiter auf Expansionskurs. Neues Schlagwort: organisieren. Wurden früher Partys, Feste und dergleichen organisiert, trifft dies heute für Sicherheit und Mehrheiten zu. Fazit: Ermöglichte früher Organisieren Freiheit, so verunmöglicht es diese heute.

856
Die christliche Botschaft harrt noch immer der Entdeckung durch die Ge-

sundheitsapostel: „Nur wer durch die enge Tür geht, kommt ins Himmelreich hinein." (Lk 13, 24)

857
Vielleicht sähe es in unserer Welt besser aus, wenn endlich Propheten aufträten, die statt des Weltuntergangs den Weltaufgang prophezeien würden.

858
Was früher tabu war, wird heute „geoutet". Das Outing ist dabei, zum neuen Tabu zu werden.

859
Die Psychologie ist die Verkomplizierung des Selbstverständlichen.

860
Der Habitus des Professors hat einen naheliegenden Grund: seine Habilitation.

861
Migration hat eine Grenze. Bei Grenzüberschreitungen erzeugt sie Migräne.

862
Piercing ist eine Form der Autoaggression, genauer: eine ins Egozentrische gewendete Gesellschaftskritik.

863
Rasterfahndung funktioniert nicht. Terroristen passen in kein Raster, sie rasten aus.

864
Am widersinnigsten ist die Todesstrafe in den Ländern, wo der Glaube an die Wiedergeburt vorherrscht.

865
„Plenus venter non studet libenter.“
So schon die alten Römer.
Erst recht gilt dies für die Arbeit. Aber wußten Sie schon, daß man heute – im

Zeitalter der Totalinstrumentalisierung – Arbeitsessen ansetzt, um die Kritikfähigkeit der Teilnehmer herabzusetzen? Eine neue Form der Reduktionsdiät.

866
Dogmatiker sind die schlimmsten Okkupanten. Sie besetzen die diskursiv zu durchlaufenden freien Felder des Geistes.

867
Das Wunder hat sich in der Geschichte kolossal gewandelt. Wissenschaft und Technik machen es möglich: Es kommt nicht mehr aus Gottes-, sondern aus Menschenhand.

868
Das Problem ist heute nicht mehr so sehr die Migration, sondern die Submigration.

869
Wer mit dem Holismus nichts anfangen kann, muß nicht dem Alkoholismus verfallen.

870
Der Grund, warum nicht von der Service-, sondern von der Dienstleistungsgesellschaft gesprochen wird, ist leicht durchschaubar: Dienstleistung kostet, Service nicht.

871
Die Staatsstreiche kommen nicht mehr von unten, sondern – wie die sanfte Revolution – von oben.

872
Früher ging man "medias in res", heute geht man umgekehrt vor: "res in media".

873
Ob Liebe, Kunst oder Weihnacht: Das Wahre wird zunehmend zur Ware.

874
Meinungsvielfalt muß Dunkel bedeuten, wenn die Einhelligkeit der Meinung als das einzig Lichtvolle angesehen wird.

875
Pensionierungsbankrott ist out, weil die Leute mittlerweile mit Passion die Pension anstreben.

876
Immer mehr schwimmen die Menschen im Meer der Medien. Sie sind in schwere Se*h*not geraten.

877
Klon scheint ein Portmanteau aus *Klo* und Clow*n* zu sein.

878
Ein Begriff bringt die Entmündigung der Frau in den islamischen Ländern auf den Punkt: Sultaninen. Sie wurden in die Supermärkte der westlichen Welt verbannt.

879
Der Sinn des Nacktseins ist das Ledigwerden von allen Bindungen und Fesseln. Die Werbung verkehrt ihn genau ins Gegenteil.

880
Nur wenn viele gegen den Strom schwimmen, kann die Sintflut verhindert werden.

881
Obwohl gemeinsamen Ursprungs in der Revelation, haben sich Offenbarung und Enthüllung gänzlich auseinanderentwickelt.

882
Black is beautiful.
Tod ausgenommen. Wenn er uns nicht mehr schwarz daherkäme, wäre das nicht die schlechteste Form der Euthanasie.

883
In der Politik gibt es Hintergründe, in der Philosophie und der Wirklichkeit aber Gründe.

884
Die unmerklichste Revolution überhaupt: der Übergang vom heliozentrischen zum egozentrischen Weltbild im 20. Jahrhundert.

885
Die Mediendemokratie ist lediglich der Schritt von der formellen zur informellen, nicht aber zur materialen Demokratie.

886
An die Adresse des Pansexualismus: Die Reduzierung des Organismus auf den Orgasmus ist ein Reduktionismus.

887
Der Buddhismus hat im Nirvana eine dialektische Auffassung vom Verhältnis zwischen Immanenz und Transzendenz. Diese stellt einen vortrefflichen Projektionsschutz dar.

888
Die Jahreszeiten: Unabhängig von den jetzigen Verschiebungen ist jede Jahreszeit eine Muschel, die die Perle der kommenden schon in sich trägt.

889
Zeichneten sich Wunder in alten Zeiten durch Durchbrechung der Naturgesetze aus, so heute durch maximale Ausnutzung der Natur.

890
Warum haben so viele Übergewicht? Sie haben es satt, den Gürtel enger zu schnallen.

891
Die Altersschere geht so auf: Die Menschen werden immer langlebiger, die Dinge immer kurzlebiger.

892
Es bleibt zu hoffen, daß der Materialismus irgendwann an Materialermüdung zugrundegeht.

893
Der Kosmopolit ist eine exorbitante Persönlichkeit.
Er kapselt sich nicht ab wie der Astronaut.

894
Die Postmoderne sucht die Identität in der Differenz, nicht mehr die Differenz in der Identität.

895
Aphrodite oder Rendite – das ist heute die Frage.

896
Damit das Herz nicht in die Hose rutscht, trägt frau Minirock.

897
Mode ist eine der wichtigsten Formen der Selbstbefreiung geworden. (Nur wenn man Röhrenjeans oder Leggings sieht, bekommt man daran Zweifel.)

898
Die Generalität – wo immer – glänzt nicht mit Genialität.

899
Der Mensch ist Person. Aber die Gesellschaft tönt durch den Menschen hindurch, d.h. sie macht ihn krank: ein Novum für den Personalismus.

900
Langsam aber sicher löst der Kontraproduktivfaktor den Produktivfaktor in unserer Gesellschaft ab.

901
Was angesagt ist (außer dem lieben Advent!): Erziehung zu Zivilcourage gegen die Bürokratie.

902
Auch nach dem Fall des Eisernen Vorhangs gibt es Zonenrandgebiete: die Gebiete nämlich, die noch nicht zur atomwaffenfreien Zone erklärt worden sind.

903
Die Optiker sind jetzt auf den sozialen Zug aufgesprungen. Mit den neuen randlosen Brillen sollen wohl die Randphänomene der Gesellschaft besser gesehen werden können.

904
Es gibt Einzel- und Gruppen-, aber keine Gesellschaftstherapie. Dem Soziologen muß der Soziotherapeut bzw. Sozialpsychiater zur Seite gestellt werden.

905
Der klassische Brief ist tot. Wie wär's, wenn wir mal Freibriefe verschicken würden? The medium is the message.

906
Transfer (auch: Transfair) ist der neue Name für Mission.

907
Das Gravitationsgesetz gilt nicht universal, weil nicht für den menschlichen Geist. Dieser hat seine eigene Gravität.

908
Das Wetter scheint eher Züge eines Meteoriten anzunehmen, seitdem die Meteorologen es unter ihre Gewalt bringen wollen.

909
Schlechte Prognose: Auch die fortgesetzte Benutzung des Solariums führt nicht zu Besonnenheit.

910
Der moderne Mensch versucht auf krankhafte Weise, sich gesund zu machen oder zu erhalten.

911
Circadiane Rhythmen sind die Meridiane der Psyche.

912
Wer den Keuschheitsgürtel zu eng schnallt, bekommt eine Keuschheitsgürtelrose. Diese ist aber – genauer betrachtet – eine Neurose, keine Gürtelrose.

913
Gastronomie – oder anders gesagt: Der Magen ist Gesetz.

914
Die Natur kennt nicht nur die Evolution, sondern auch die Offenbarung. Primavera – das sind die ersten Wahrheiten des Jahreszyklus.

915
An der Klimakatastrophe sind auch die Meteorologen schuld. Sie haben Temperatur und Wetter auseinanderdividiert.

916
Das Klima ist ins Klimakterium geraten. Die Schönwetterperioden haben Menopause.

917
Von der Apartheid zur Apartheit:
die sanfte Revolution vom unmenschlichen System zum menschlichen Menschen.

918
Deutschland hat kein Sensorium für den Pantheismus, denn da steckt nicht Gott, sondern der Teufel im Detail.

919
Deutschland liegt im *Koma*. Schade. Aber eine *Amok*-Tat dreht den Spieß auch nicht um.

920
Der Pluralismus hat es schwer, solange Vervielfältigung lediglich als Kopiervorgang verstanden wird.

921
Nicht Moral macht Mode, sondern Mode macht Moral.

922
Paradoxie:
Je mobiler unsere Gesellschaft, desto mehr wird in Immobilien investiert.

923
Die Philosophen hätten die Welt immer nur verschieden interpretiert, es käme vielmehr darauf an, sie zu verändern (so K. Marx). Aber: Bei einer Veränderung kommt es auf das Wie an, und das setzt Interpretation voraus.

924
Was überkommen ist, überkommt einen heute nicht mehr.

Politik / Bürokratie

925
Es ist kein Werteverfall, wenn die Moral der Herrschenden nicht zur herrschenden Moral wird.

926
Die politische Oberschicht ist von einer Schuppenflechte befallen.
Was sich schuppt, geht nicht mehr unter die Haut.

927
Die Geiselnahme ist auf dem Weg, eine der größten Geißeln der Menschheit zu werden.

928
Die Rechtfertigungslehre findet neuerdings mehr Anklang in der Politik als in der Religion. Der Politiker meint,

seine Daseinsberechtigung nur noch durch Reformen - egal was, egal wie - rechtfertigen zu können. Die Ämter für Denkmalpflege sollten sich ihrer beherzt annehmen.

929
Die Globalisierung fordert ihren Tribut, d.h. den Datenabgleich: Der "global player" braucht den "local payer".

930
Die doppelte Induktion der EU:
Vom Besonderen zum Allgemeinen.
Vom Allgemeinen zum Gemeinen.

931
Die meisten Politiker legen sich selbst an die Eti*kette*. Mutige aber brechen aus diesem Gefängnis aus.

932
Die Politik ist zum “circus maximus” mutiert. Nicht einmal die Trapezkünstler glauben, ohne Netz und doppelten Boden auskommen zu können.

933
Recht ist eine notwendige, aber keine hinreichende Bedingung für Gerechtigkeit.

934
Für die Politiker, die die Bodenhaftung verloren haben, muß man für den Fall des Falles einen Fallschirm als Zusatz zur Arbeitskleidung fordern. Dieser sollte von der Steuer absetzbar sein, damit nicht immer die Polizei der Fallschirm ist.

935
Ordnungshüter behüten nicht, sondern wollen sagen: Hüte dich vor mir!

936

Das Subjekt hat seine je eigene Situation, die ihm keiner nehmen kann, nicht einmal die Bürokratie.

937

Der Gesetzgeber suggeriert, es handle sich bei seinen Gesetzen um Naturgesetze.

938

Die Gerichte haben noch nicht viel vom christlichen Persongedanken gehört. Sonst würden sie nicht das Gesetz über den Menschen stellen.

939

Das unpersönliche Passiv ist der Kulminationspunkt des juristischen Formalismus.

940
Handschellen sind die einzigen Schellen, die nicht läuten. Oder ist die Polizei gar schon durch Ideenreichtum aufgefallen?

941
Wer regiert, giert vor allem – nach Macht und Herrschaft.

942
Jedes Gesetz, das keine Ausnahme kennt, ist eine Verletzung der Menschenwürde.

943
Die deutsche Bürokratie übertrifft nur sich selbst in ihrem Drang nach Vollständigkeit: Sie schafft eine vollständige Leere.

944
Solidaritätszuschlag:
Nicht die Solidarität, sondern der Staat schlägt zu.

945
Die buddhistische Leere ist stark: Sie will und ist Erfüllung. Die deutsche Leere ist schwach: Sie läuft sich im Leerlauf selbst davon.

946
Sogar Priester müssen – trotz Berufung – ein Examen für ihren Beruf ablegen, nur Politiker können ohne entsprechende Qualifikation die Spitzen der Hierarchie erklimmen.

947
Die Statistik ist die Diktatur des Man.

948
Die größte Erniedrigung, die dem Menschen zugefügt wird, ist die, unter der Erde des Landes dahinzuvegetieren, dessen Bürokratie man „genießen“ durfte.

949
Die Bürokratie kennt den Vor- und Einbehalt. Es fehlt ihr nur noch das Haltbarkeitsdatum.

950
Würde sich die Politik den menschlichen Körper zum Vorbild nehmen, wäre der Kalte Krieg längst durch reaktive Hyperämie in heiße Liebe übergegegangen.

951
Unsere Demokratie entwickelt sich über den Demokrater zur Demokratur.

952
Reformen sind Anfänge, denen kein Zauber innewohnt.

953
Die Polizei hat vor allem wegen des roten Blitzlichts eine psychologische Farbberatung nötig. Das Rot kann nicht mit Gegenliebe rechnen, es ist für die Liebe reserviert.

954
Die Bürokratie arbeitet (zumeist) nach dem Grundsatz: Würden wir schnell(er) arbeiten, würden uns die Bürger vorwerfen, wir hätten nichts zu tun.

955
Einen Anwalt braucht man heute als Erblasser, um nach dem eigenen Ableben den Nachkommen die gerichtlich eingeklagten Gelder zu sichern.

956
Der Gradmesser für einen Rechtsstaat ist letztlich, ob er Polizeischutz gegen die Polizei zuläßt oder nicht.

957
Nach- oder Vorrede?
Das Reden über Dritte sollte mehr dem Zweck dienen, das Sprechen m i t dem Dritten vorzubereiten, als es nachzubereiten.

958
Vergehen oder Versehen – das ist die juristische Gretchenfrage.

959
„Im Namen des Volkes“:
Es erinnert fatal an die Formel: „Du bist nichts, dein Volk ist alles“.

960
Ob ein Staatswesen auch das wahre Wesen des Staats verkörpert, ist eine „quaestio continua".

961
Von den Juristen ist keine Zukunft zu erwarten. Sie kennen nicht die Vision, nur die Revision.

962
Der Politiker glaubt, wenn er auf offene Fragen offene Antworten gibt, eine Meisterleistung der Offenheit und Angemessenheit vollbracht zu haben.

963
Die zunehmenden Krankheiten der Politiker sind Augenkrankheiten: Astigmatismus und Strabismus. Sie können nicht mehr fokussieren, sie schielen nur noch auf die nächsten Wahlen.

964
Unsere Politiker haben keinesfalls ein Brett vor dem Kopf, sie sind vielmehr kreativ: Sie verwenden es zum Dünnbrettbohren oder zum Trittbrettfahren.

965
Man braucht keine Troika, um eine Perestroika zu machen.

966
Die Bezeichnung “höchste Instanz” der Rechtsprechung ist die höchste denkbare Anmaßung. Eine solche kann höchstens Gott sein.

967
Der neue Überraschungsversuch der Politiker: Pakete schnüren. Doch keiner darf oder will sie öffnen.

968
Es gibt nicht nur ideologischen Überbau, sondern auch ideologischen Unterbau: das Urteil „im Namen des Volkes“.

969
Die größte Brüskierung des obersten Gerichts sind nicht Fehlurteile, sondern das biblische Bekenntnis zu Gott als der Liebe (1 Joh 4,8).
Statt in der Konsequenz ihre Rechtsprechung zu überprüfen, sieht es sich als letzte Instanz und spricht sich selbst gerecht.

970
Die Juristen kennen vielleicht das Recht, nicht aber das Rechte.

971
Das Zeitalter der interaktiven Medien entlarvt das „Im Namen des Volkes“ der Justiz als Verhöhnung der Demokratie.

972
Der zunehmende private Waffenbesitz ist der vorauseilende Gehorsam gegenüber der Privatisierung der Polizei.

973
Der Begriff der Diäten ist der Kristallisationspunkt der Diastase zwischen Politiker und Bürger. Für den Politiker bedeutet er Zunahme, für den Bürger Abnahme.

974
Konservativ sein heißt vor allem, einen Anker zu haben im hohen Wellengang der Zeit.

975
Das Formschöne wird heute kaputtreformiert – oder hat man schon einmal von "reformschön" gehört?

GLOSSAR

Die Ziffern bezeichnen die fortlaufenden Nummern der Sprüche im Buch.
V – Ziffern beziehen sich auf die Seite im Vorwort.

abstrahieren	178	lat.: „ab-, wegziehen“, von etwas absehen
adäquat	V32	angemessen
Adhäsion(skraft)	141	das Haften zweier Stoffe od. Körper aneinander
adversativ	428	gegensätzlich, entgegensetzend
affizieren	431	beeinträchtigen
Affront	431	herausfordernde Beleidigung, Schmähung, Kränkung
aggiornamento	V16	ital.: Versuch der kath. Kirche, ihre Lehre an die Verhältnisse des modernen Lebens anzupassen
Akme	57	Gipfel, Höhepunkt einer Entwicklung
Akzidens	464	das Zufällige, nicht notwendig einem Gegenstand Zukommende
aliud	691	lat.: „ein anderes“
alter ego	294	lat.: „das andere Ich“; 1. sehr enger Freund, 2. das Es (bei S. Freud), 3. Anima bzw. Animus (bei C. G. Jung)

Altruismus	625	Selbstlosigkeit, Ggs. Egoismus
Ambivalenz	V10/609	Doppelgesichtigkeit, -wertigkeit
Anachronismus	303	Unzeitgemäßheit
anagrammatisch	302	nach Art eines Anagramms (= Umstellung der Buchstaben eines Wortes zu einem anderen Wort mit neuem Sinn)
anatomisch	154	den Körperbau betreffend
Andragogik	690	Wissenschaft von der Erwachsenenbildung
apodiktisch	157	keinen Widerspruch duldend bzw. keine andere Meinung gelten lassend
Apologie	566	Verteidigung, Rechtfertigung
Aporie	522/566/609	Unmöglichkeit, eine philosophische Frage zu lösen; Ausweglosigkeit
appellativ	V34	zu etwas aufrufend, mahnend
Apperzeption	V35	begrifflich urteilendes Erfassen (im Unterschied zur Rezeption)
approach	V21	engl.: Ansatz, Art der Annäherung an ein (wissenschaftl.) Problem

Archetyp	668	Urbild, Urform des Seienden; nach C. G. Jung die Komponente des kollektiven Unbewußten im Menschen, die die ererbte Grundlage der Persönlichkeitsstruktur bildet
ars movendi	688	lat.: „die Kunst des Bewegens", Analogie zur „ars moriendi" (= die Kunst des Sterbens)
Assoziation	162/456	Verknüpfung von Vorstellungen, von denen die eine die andere hervorgerufen hat
Astigmatismus	963	Sehstörung (infolge krankhafter Veränderung der Hornhaut)
Authentizität	V25/253/760	Echtheit, Zuverlässigkeit, Glaubwürdigkeit
Autodidaktik	690	Selbstunterricht
Avantgardist	617	Vorkämpfer, Neuerer (bes. auf dem Gebiet der Kunst u. Literatur)
Bilokation	454	gleichzeitiges Erscheinen an zwei verschiedenen Orten
captatio benevolentiae	369	lat.: das Werben um die Gunst des Publikums mit bestimmten Wendungen am Anfang einer Rede

Charisma	641	1. besondere Ausstrahlungskraft eines Menschen, 2. die durch den Geist Gottes bewirkten Gaben u. Befähigungen des Christen in der Gemeinde
Charybdis	V31	s. Szylla
circadian	911	lat.: „den ganzen Tag betreffend“
circulus coelestis	340	lat.: „der himmlische Kreis“; Gegenbegriff zu „circulus vitiosus“
circulus vitiosus	V18	lat.: „Teufelskreis“
circus maximus	932	lat.: „größter Zirkus“
cogito ergo sum	802	lat.: „Ich denke, also bin ich“ (R. Descartes)
coincidentia partis et toti	18	lat.: „Zusammenfall des Teiles mit dem Ganzen“
creatio continua	527	lat.: „beständige, fortgesetzte Schöpfung“
Crux	708	lat.: „Kreuz“; Situation, die man als schwierig u. belastend empfindet, weil das eine mit dem anderen kollidiert; Zwickmühle
Deduktion	V19/846	Ableitung des Besonderen u. Einzelnen vom Allgemeinen
Deeskalation	255	stufenweise Abschwächung des Einsatzes von Gewaltmitteln
degenerieren	V26	entarten
Demission	635	Rücktritt; Entlassung

depotenzieren	556	des eigenen Wertes, der eigenen Potenz berauben
Derealisation	557	der Wirklichkeit nicht entsprechende subjektive Ausdeutung u. nachträgliche Rechtfertigung des eigenen Verhaltens (Psychol.)
Deskription	356	Beschreibung
deskriptiv	828	beschreibend
deus sive natura	753	lat.: „Gott oder Natur“ (Spinoza)
dialektisch	V20/187	in Gegensätzen denkend, entsprechend der Dialektik (Dreischritt von These, Antithese u. Synthese)
diametral	749	völlig entgegengesetzt
dianoetisch	V34	denkend, den Verstand betreffend
Diastase	812/973	Auseinanderklaffen, Spaltung
Dignität	V27	Würde
Diskurs	533	wissenschaftliche, d.h. methodisch geführte Diskussion
diskursiv	866	methodisch von Begriff zu Begriff fortschreitend
dissoziieren	721	trennen, auflösen
do - ut - des	831	lat.: „Ich gebe, damit du gibst“; Formel, die bei einer Gabe mit einer Gegengabe rechnet
easy-going	V33	engl.: „gelassen, lässig“
Elixier	11	Heil-, Zaubertrank
Enigma	641	Rätsel

Entelechie	351	1. etwas, was sein Ziel in sich selbst hat, 2. die im Organismus liegende Kraft, die seine Entwicklung u. Vollendung bewirkt
en vogue	779	franz.: „modern, in Mode“
eo ipso	511	lat.: 1. eben dadurch, 2. von selbst
Ergonomie	781	Wissenschaft von den Leistungsmöglichkeiten u. -grenzen des arbeitenden Menschen sowie der besten wechselseitigen Anpassung zwischen dem Menschen u. seinen Arbeitsbedingungen
Essential	66/372	wesentlicher Punkt
Essenz	470	Wesen
Essenzen	261	konzentrierte Duft- od. Geschmacksstoffe
Euphonie	V34	sprachlicher Wohlklang
Euphorie	V34	1. heiter-zuversichtliche Gemütsstimmung, 2. Hochgefühl, Hochstimmung
Euthanasie	882	Erleichterung des Sterbens, bes. durch Schmerzlinderung mit Narkotika; absichtliche Herbeiführung des Todes bei unheilbar Kranken
Evakuierung	607	Gebietsräumung
evident	V19	offenkundig
Evidenz	545	Gewißheit, einleuchtende Erkenntnis

Evolution	341/351/452 /914	allmählich fortschreitende Entwicklung; Fortentwicklung im Geschichtsablauf
Exemplum	372	lat.: „Beispiel, Vorbild, Modell"
Exhumierung	801	Ausgrabung einer bestatteten Leiche
Exkommunikation	649	Kirchenbann
exorbitant	893	außergewöhnlich, übertrieben
Exponat	V28	Ausstellungsstück, Vorbild, Modell
extrapolieren	121	aus dem Verhalten einer Funktion innerhalb eines mathematischen Bereichs auf ihr Verhalten außerhalb dieses Bereichs schließen
extra-pyramidales Syndrom	838	Symptomenkomplex bei krankhaften Veränderungen im extra-pyramidalen System, gekennzeichnet durch Störungen des Muskeltonus u. der Bewegungsabläufe (Gehstörungen, Störung der Mimik, Muskelzittern u.a.)
exzeptionell	472	außergewöhnlich
exzessiv	826	außerordentlich, das Maß überschreitend
Feedback	272	Rückmeldung, Rückkoppelung
Flow	85	Fluß, Strom; Fließen
Fluxus	V31	lat.: „Fluß, Strom; Fließen"

fokussieren	963	etwas auf einen zentralen Punkt richten
form follows function	30	engl.: „Form folgt Funktion“
Generalität	898	1. Gesamtheit der Generäle, 2. Allgemeinheit
genuin	V15/283	1. echt, unverfälscht, 2. erblich
Gravität	907	Würde, Gemessenheit im Gehaben
Hedonismus	319	Lehre, nach welcher das höchste Prinzip das Streben nach Sinnenlust u. Genuß ist
heliozentrisch	884	die Sonne als Weltmittelpunkt betrachtend; Ggs. geozentrisch
Hermeneutik	V34	philosophische Methode; geht auf eine Bewegung im Verstehen; Verstehenskunst
hermetisch	V25	die philosophische Hermetik betreffend; geht auf eine Bewegung im Sein
heteronom	708	fremdgesetzlich, Ggs. autonom
hic et nunc	545	lat.: „hier und jetzt“, sofort, auf der Stelle
Hieroglyphen	838	schwer od. nicht lesbare Schriftzeichen

Holismus	869	Lehre, die alle Erscheinungen des Lebens aus einem ganzheitlichen Prinzip ableitet; Theorie der Ganzheitlichkeit
homo ludens	V32/352	der spielende u. dadurch schöpferische Mensch
homo sapiens	215	lat.: „vernunftbegabter Mensch“, wissenschaftl. Bezeichnung für den heutigen Menschen
horror vacui	789	lat.: „Furcht vor der Leere“; scholastiche Vorstellung, wonach die Natur vor einem leeren Raum einen Abscheu besitze und dieses Vakuum mit allen Mitteln u. aller Kraft auszufüllen suche
Humanität	202	Menschlichkeit, vom Geist der Humanitas durchdrungene Haltung, Gesinnung
Humanum	V26	lat.: „das Menschliche“
Hyperämie, reaktive	950	vermehrte Blutfülle in einem best. Körperbezirk
Idemität	75	lat.: idem = dasselbe, (höhere) Form der Identität, Selbigkeit
idiokratisch	195	Adjektiv zum Neologismus „Idiokratie“ (griech.); „Eigenherrschaft“
Immanenz	24/206/671	das sinnlich Erfahr- u. Meßbare; das innerweltlich Seiende

immateriell	354	unstofflich, unkörperlich; geistig
Imperfektion	53	Unvollständigkeit, Unvollkommenheit
Implikat	209	das Einbezogensein bzw. Inbegriffensein in eine Sache
impraktikabel	763	undurchführbar
indifferent	158	gleichgültig, ununterschieden
Individuation	364	Prozeß der Selbstwerdung des Menschen, in dessen Verlauf sich das Bewußtsein der eigenen Individualität bzw. der Unterschiedenheit von anderen zunehmend ausprägt
indiziert	15	angezeigt, ratsam
Induktion	846	wissenschaftl. Methode, vom besonderen Einzelfall auf das Allgemeine, Gesetzmäßige zu schließen; Ggs. Deduktion
inhärent	V20	etwas, das einer Sache innewohnt
Inkarnation	V13/645	1. Menschwerdung eines göttl. Wesens, 2. Verkörperung einer Sache
inkompatibel	561	unvereinbar
inspizieren	499	prüfend, kontrollierend anschauen
Instantaneität	608	Unverzüglichkeit, Augenblicklichkeit
instrumentalisieren	198	für bestimmte Zwecke als Werkzeug benutzen
integral	V15	wesentlich, zentral

Intervention	274	Dazwischengehen, Einmischung
Kairos	81/506	günstiger Zeitpunkt, entscheidender Augenblick
kaprizieren	360	eigensinnig auf etwas bestehen
Klimakterium	916	Wechseljahre (der Frau)
Kongruenz	V34/145/476	Übereinstimmung
Konservation	480	Erhaltung, Instandhaltung
Konsistenz	V27	strenger gedanklicher Zusammenhang, Widerspruchsfreiheit
konstatieren	184	feststellen
konstituieren	V20	gründen, begründen, grundlegend sein, ausmachen
kontraproduktiv	900	das Gegenteil des Beabsichtigten bewirkend
konzis	V23	kurz, gedrängt, kurz u. bündig
Korpulenz	808	Beleibtheit, Wohlgenährtheit
korrelieren	V33	in Wechselbeziehung stehen
korrespondieren	V28/V33	entsprechen
Kosmopolit	267	Weltbürger
Kulminationspunkt	588/939	Höhepunkt (einer Entwicklung)
kulminieren	830	einen Höhepunkt erreichen

l'art pour l'art	416	franz.: „die Kunst für die Kunst“; Kunst als Selbstzweck
lasziv	490	in einer an Anstößigkeit grenzender Weise sinnlich, schlüpfrig
l'homme	416	franz.: „der Mann, der Mensch“
liquid	V17	flüssig
Logarithmus	315	Zahl, mit der man eine andere, die Basis, potenzieren muß, um eine vorgegebene Zahl, den Numerus zu erhalten
luzid	V23	hell, klar, verständlich
manifest	V13	offenbar
Martialisierung	237	Substantiv-Bildung zu martialisch: grimmig, wild, verwegen
material	885	stofflich, inhaltlich
medias in res	872	lat.: „mitten in die Dinge hinein“, ohne Umschweife zur Sache kommend
Menopause	916	das Aufhören der Monatsblutung in den Wechseljahren der Frau
Meridian	911	Längenkreis
Metamorphose	381/637	Umgestaltung, Verwandlung

Metanoia	570	1. innere Umkehr, Buße, 2. Änderung der eigenen Lebensauffassung
metaphysisch	V22/304	überempirisch, jede mögliche Erfahrung überschreitend
Migration	861	Wanderung, Bewegung von Individuen od. Gruppen im geograph. od. sozialen Raum
Minimalismus	263/592	Kunstrichtung, die die Mittel auf ein absolutes Minimum reduziert und damit oft einer (Über-) Vereinfachung das Wort redet
Monismus	459/779	Lehre von der Existenz nur eines einheitlichen Grundprinzips des Seins; Ggs. Dualismus
Monstranz	662	kostbares Behältnis zum Tragen u. Zeigen der geweihten Hostie
Morbidität	44	Substantiv zu „morbid“: 1. krankhaft, 2. in Verfall begriffen, brüchig
multum non multa	854	lat.: „viel, nicht vielerlei“, d.h. Qualität statt Quantität betonend
Mutation	800	spontane od. künstlich erzeugte Veränderung im Erbgefüge
mutieren	791	Verb zu „Mutation“
mutual	12	gegen-, wechselseitig

Mystik	57/622	besondere Form der Religiosität, bei der der Mensch durch Hingabe u. Versenkung zu persönlicher Vereinigung mit Gott zu gelangen sucht
narrativ	V35	erzählend
Narzißmus	377	krankhafte Selbstliebe, Selbstbewunderung
Negligé	20	zarter, oft durchsichtiger Überwurfmantel, meist passend zur Damennachtwäsche
Nihilismus	217	Überzeugung von der Nichtigkeit alles Bestehenden, Seienden; völlige Verneinung aller Normen, Werte, Ziele
nihil nisi bene	217	lat.: „nichts, außer in guter Weise“; Maxime, derzufolge über einen Toten nicht negativ geredet werden soll
nolens volens	748	wohl od. übel
Nomismus	459	Bindung an Gesetze, Gesetzlichkeit
Nonchalance	158	Lässigkeit, Nachlässigkeit
Non-plus-ultra	399/572/586	Unübertreffliches, Unvergleichliches
Non scholae, sed vitae discimus	692	lat.: „nicht für die Schule, sondern für das Leben lernen wir“

Nudismus	738	Freikörperkultur; Lebensanschauung, nach der der gemeinsame Aufenthalt von Angehörigen beider Geschlechter im Freien mit nacktem Körper der physischen u. psychischen Gesundheit dient
nunc stans	433/673	lat.: „das stehende Jetzt“ - sozusagen Standbild der Ewigkeit, Antizipation der Simultaneität (des „Stehens“) der Ewigkeit
Obszönisierung	28	ein das Schamgefühl verletzender Vorgang
Ökumene	614/646/659	1. die bewohnte Erde als menschlicher Lebensraum, 2. Konvergenzbewegung der christlichen Kirchen
Oeuvre	713	Gesamtwerk eines Künstlers
Okkupant	866	jemand, der fremdes Gebiet besetzt
operational	538	sich in einem Arbeitsvorgang vollziehend, handlungswirksam
Opus dei	660	lat.: „Werk Gottes“; streng konservative, katholische Organisation
ostentativ	246	zur Schau gestellt, betont, herausfordernd
Paläontologie	484	Wissenschaft von den Lebewesen vergangener Erdperioden

Pansexualismus	42	griech. pan(= Präfix): „alles, ganz“; Neologismus: Strömung, die das Leben der Menschen zunehmend unter den sexuellen Gesichtspunkt stellt
Pantheismus	600	Allgottlehre; Lehre, in der Gott u. Welt identisch sind
Paradigma	641/767	Beispiel, Muster; Denkmuster, das die Weltsicht einer Zeit prägt
paradox	137/428	widersinnig, einen Widerspruch in sich enthaltend
pars pro toto	55/391	lat.: „ein Teil fürs Ganze“, Redefigur, die einen Teilbegriff an die Stelle eines Gesamtbegriffs setzt
Partialisierung	237	Substantiv-Bildung zu partiell: teilweise, einseitig
partikulär	93	einzeln; einen Teil betreffend
partizipieren	533	an etwas teilhaben
Perestroika	965	russ.: „Umbau“, Umbildung, Neugestaltung
performativ	471/588	lat.: „durchformend“, performative Sprache: sprachliche Äußerung, die mit der zugleich ausgeführten Handlung identisch ist (z.B. „Ich gratuliere dir.“)
per intentionem	V28	lat.: „der Absicht nach“; Ggs. per effectum
permissiv	704	in nicht-autoritärer Weise gewähren lassend
personalisieren	22	auf Einzelpersonen ausrichten

Personalismus	778/899	philosoph. Position u. Richtung, die scharf zw. der Person als handelndem, an den Erkenntnisprozessen u. Zielsetzungen konstitutiv beteiligtem Subjekt u. dem Sein, seinen Objektivierungen bzw. den Dingen oder Sachen unterscheidet
Perzeption	V35	sinnl. Wahrnehmung als erste Stufe der Erkenntnis (im Unterschied zur Apperzeption)
Petrizifierung	612	Versteinerung
phantomhaft	162	nach Art einer gespenstischen Erscheinung, eines Trugbildes
Plenus venter non studet libenter	865	lat.: „Ein voller Leib studiert nicht gern.“
Pleonasmus	V27	überflüssige Häufung sinngleicher od. -ähnlicher Ausdrücke
Pointillismus	V28	spätimpressionistische Stilrichtung in der Malerei, in der ungemischte Farben punktförmig nebeneinander gesetzt werden
Polarität	85	Gegensätzlichkeit bei wesenhafter Zusammengehörigkeit
Portmanteau	877	Portmanteau-Wort (Kombination zweier Wörter wie z.B. „smoke“ aus „fog“ und „smog“)
postmortal	819	nach dem Tod auftretend

postulieren	V14	fordern, ein Postulat (= These) aufstellen
pour elle	54	franz.: „für sie“ (die Frau)
Prädestination	684	1. göttl. Vorherbestimmung, 2. das Geeignetsein für ein bestimmtes Amt, Lebensziel, einen Beruf o.ä. aufgrund gewisser Fähigkeiten
prädestinieren	333	vorherbestimmen
Präexistenz	559/593/610	1. das Existieren der Welt als Idee im Gedanken Gottes vor ihrer stoffl. Erschaffung, 2. das Bestehen der Seele vor ihrem Eintritt in den Leib, 3. Dasein Christi als Logos bei Gott vor seiner Menschwerdung
prämortal	819	vor dem Tod auftretend
Prävalorisierung	V13	Gewährung eines Vorzugswerts gegenüber einer anderen Sache
primavera	914	ital.: „Frühling“
Proexistenz	559	Existenz pro (= für) eine Person od. Sache
Profanität	V13	1. Weltlichkeit, 2. Alltäglichkeit
Projektion	349/887	Psychol.: das Übertragen von eigenen Gefühlen, Wünschen, Vorstellungen o.ä. auf andere im Sinne eines Abwehrmechanismus
Prolegomenon	V9/814	Vorwort, Einleitung, Vorbemerkung
Proömium	V9	Einleitung, Vorrede zu einer Schrift

quaestio continua	960	lat.: „beständige Frage" (= ungelöstes Problem)
quantité négligeable	20	wegen ihrer Kleinheit außer Acht zu lassende Größe, Belanglosigkeit
Rationale	655	auszeichnender liturgischer Schulterschmuck einiger katholischen Bischofe nach dem Vorbild des Brustschildes der israelitischen Hohenpriester
Rationalität	V16	Vernünftigkeit, von der Vernunft bestimmtes Wesen
Realpräsenz	661	die wirkliche Gegenwart Christi in Brot u. Wein bei der kath. Eucharistiefeier
Reanimation	668	Wiederbelebung
Reduktionismus	743/886	isolierte Betrachtung von Einzelelementen (ohne ihre Verflechtung in einem Ganzen) od. von einem Ganzen als einfacher Summe aus den Einzelteilen (unter Überbetonung der Einzelteile, von denen aus generalisiert wird)
reflex	V35/308	bewußt
reflexiv	117	rückbezüglich
Regression	349	das Zurückfallen auf frühere, kindliche Stufen der Triebvorgänge

Reinkarnation	545/685/742	Übergang der Seele eines Menschen in einen neuen Körper u. eine neue Existenz (in der buddhistischen Lehre von der Seelewanderung); Wiedergeburt
Rekreation	V33	Erfrischung, Erholung
Relativismus	743	1. erkenntnistheoretische Lehre, nach der nur die Verhältnisse der Dinge untereinander, nicht diese selbst erkennbar sind, 2. Anschauung, nach der jede Erkenntnis nur relativ (bedingt durch den Standpunkt des Erkennenden) richtig, nicht allgemein gültig ist
Relaxans	157	Arzneimittel, das eine Erschlaffung (der Muskeln) bewirkt
Repression	349	1. Unterdrückung von Triebregungen (Psychol.), 2. Unterdrückung individueller Entfaltung u. individueller Triebäußerungen durch gesellschaftliche Strukturen u. Autoritätsverhältnisse (Soziol.)
Repristinierung	333	1. Wiederherstellung von etwas Früherem, Auffrischung, 2. Wiederbelebung einer wissenschaftl. Theorie

requiescat in pace	653	lat.: „er, sie ruhe in Frieden“ (Abk. R.I.P); Schlussformel der Totenmesse, Grabinschrift
Retrospektive	787	Rückschau, Rückblick
Revelation	881	Enthüllung, Offenbarung
Revision	961	lat.: prüfende Wiederdurchsicht, Änderung nach eingehender Prüfung
Revue passieren (lassen)	115	etw. gerafft vor dem geistigen Auge vorbeiziehen lassen
rudimentär	162	unvollständig, unvollkommen, nur in Ansätzen vorhanden
Säkularisation	V9	Einziehung od. Nutzung kirchlichen Besitzes durch weltliche Hoheitsträger
Säkularisierung	V10	Loslösung des Einzelnen, des Staates u. gesellschaftlicher Gruppen aus den Bindungen an die Kirche (seit Ausgang des Mittelalters); Verweltlichung
Sakralität	V13	die Gesamtheit des Heiligen
Segment	391	Abschnitt, Teilstück
Semantik	622	1. Teilgebiet der Linguistik, das sich mit den Bedeutungen sprachlicher Zeichen befaßt, 2. Bedeutung, Inhalt (eines Wortes, Satzes od. Textes)
semantisch	V18	den Inhalt eines sprachlichen Zeichens betreffend
Sensorium	918	1. Bewußtsein, 2. Gespür

sezieren	354	schneiden, zerschneiden, zerlegen
sibyllinisch	2	geheimnisvoll, rätselhaft
simultan	183	gleichzeitig
Simultaneität	608	Gleichzeitigkeit, die Darstellung von zeitlich od. räumlich auseinanderliegenden Ereignissen auf einem Bild
sola fide	580	lat.: „allein durch den Glauben", Grundsatz der Rechtfertigungslehre Luthers nach Röm. 3,28
solitär	469	einsam (lebend)
Spiritualpräsenz	661	(nur) geistig-seelische Gegenwart Christi in der kath. Messe; Ggs. Realpräsenz
stabilitas loci	430	lat.: „Bleiben an einem Ort", das Feststehen
stabilitas sensuum	430	lat.: „Stabilität der Sinne"
Stigma	641	Zeichen, Mal, Wundmal
Strabismus	963	das Schielen
Stringenz	V30	Bündigkeit, Folgerichtigkeit, strenge Beweiskraft
struktural	196	sich auf die Struktur von etwas beziehend; hier verwendet im Sinne der Strukturontologie Heinrich Rombachs
sublimieren	767/768	auf eine höhere Ebene heben, ins Erhabene steigern; verfeinern, veredeln; einen Trieb in kulturelle, künstlerische o.ä. Leistungen umsetzen

Submigration	868	von lat.: sub „unter“ und Migration: Wanderung, Bewegung von Individuen od. Gruppen im geographischen od. sozialen Raum, die mit einem Wechsel des Wohnsitzes verbunden ist; hier: Unterwanderung
suggerieren	937	1. jmd. etwas (ohne daß dies dem Betroffenem bewußt wird) einreden od. auf andere Weise eingeben, 2. darauf abzielen, einen bestimmten (den Tatsachen nicht entsprechenden) Eindruck entstehen zu lassen
Suggestion	V17	Beeinflussung des Denkens, Fühlens, Wollens u. Handelns eines Menschen untor Umgehung seiner rationalen (kritisch wertenden u. kontrollierenden) Persönlichkeitsanteile
suum cuique	744	lat.: „jedem das Seine“, jeder soll haben, was ihm zusteht (geflügeltes Wort in der Antike)
Syllogismus	2	aus zwei Prämissen gezogener logischer Schluß vom Allgemeinen auf das Besondere
Symbiose	V15	das Zusammenleben von Lebenswesen verschiedener Art zu gegenseitigem Nutzen; gegenseitige „Befruchtung“ von Dingen

synchron	16/563	gleichzeitig
Syntax	622/815	(Lehre vom) Satzbau
Szylla	V31	in der Wendung „zwischen S. und Charybdis“: in einer Situation, in der nur zwischen zwei Übeln zu wählen ist, in einer ausweglosen Lage
task force	647	engl.: für eine begrenzte Zeit gebildete Arbeitsgruppe mit umfassenden Entscheidungskompetenzen zur Lösung komplexer Probleme
temporal	454	zeitlich
tempora mutantur	766	lat.: „die Zeiten ändern sich“
tentativ	246	versuchsweise, probeweise
theonom	553	unter Gottes Gesetz stehend
Topos	V35	feste Wendung, stehende Formel, feststehendes Bild
Transsubstantion	612/644	„Wesensverwandlung“, durch die Konsekration im Meßopfer (Wandlung) sich vollziehende Verwandlung der Substanz von Brot u. Wein in Leib u. Blut Christi

Transzendenz	12/24/189/ 572/591/673 682/784	a) das jenseits der Erfahrung, des Gegenständlichen Liegende; das Jenseits; b) das Überschreiten der Grenzen der Erfahrung, des Bewußtseins, des Diesseits (Philosophie)
transzendental	V23	1. transzendent, 2. die a priori mögliche Erkenntnisart von Gegenständen betreffend (Kant)
Trias	V20/391	lat.: „Dreizahl, Dreiheit"
Troika	965	russ.: 1. Dreigespann von Pferden, 2. aus drei Personen bestehende (politische) Führungsgruppe
Ultramontanismus	572	streng päpstliche Gesinnung
Underdog	598	sozial Benachteiligter, Schwächerer, Unterlegener
verifizieren	V28	durch Überprüfen die Richtigkeit von etwas bestätigen; Ggs. falsifizieren
veritabel	384	in der wahren Bedeutung des betreffenden Wortes; echt, aufrichtig
verum	23	von lat. ver „wahr"; hier: das Wahre
Vis-à-vis	175	franz.: „Gegenüber"
voluntas	475	lat.: „Wille"
voluptas	475	lat.: „Vergnügen, Lust, Wollust"

Vulgarisierung	28	Vereinfachung in unzulässiger Weise; allzu oberflächliche Darstellung
Xenotransplantation	725	Transplantation, bei der zwei artverschiedene Individuen verbunden werden
Zentrifugalkraft	133	bei der Bewegung eines Körpers auf einer gekrümmten Balm od. bei der Drehung um eine Achse auftretende, nach außen gerichtete Kraft; Fliehkraft (Ggs. Zentripetalkraft)
zyklothym	142	von extravertierter, geselliger, dabei aber Stimmungsschwankungen unterworfener Wesensart

Vita

Jean Weselbach, geboren (1952) und aufgewachsen in Heidenheim/Brenz, studierte Katholische Theologie, Philosophie und Anglistik an den Universitäten Würzburg, Tübingen, München, Nottingham und Cambridge (GB).

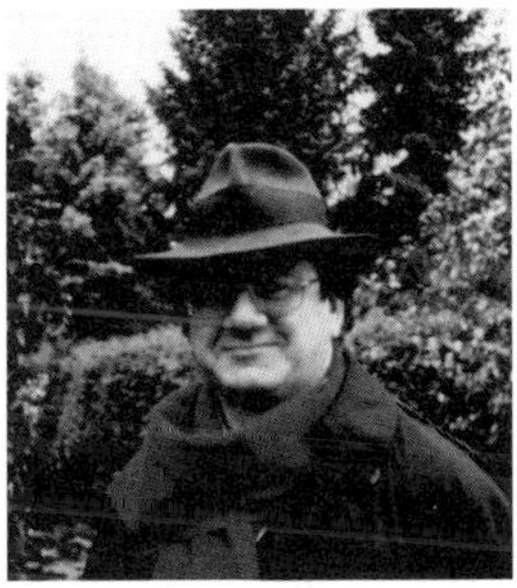

Ausgestattet mit filigraner Akribie und Akkuratesse, hat sich der Autor Weltoffenheit und Heiterkeit erworben, nicht zuletzt durch zahlreiche Bildungsreisen in den angelsächsischen und romanischen Sprachraum. Er wirkt seit Jahren im Bildungsbereich (höhere und Hochschule). Zudem ist der Autor Gründer einer philosophischen Praxis; er nennt sie Praxis für Logosophie und konstituiert damit einen neuen Zweig der Sinnwissenschaften. Logosophie meint wörtlich „Wortweisheitslehre“ und befaßt sich mit dem Logos, und

zwar im weitesten Sinne des Wortes, d.h. mit seinen verschiedenen Bedeutungen und deren Interdependenzen, wobei es letztlich darauf ankommt, diesen Begriff im Kontext der Stimmung und der Gestimmtheit des Menschen zu sehen und ihn für sein konkretes Leben nutz- und fruchtbar zu machen. Darüber hinaus soll ein Dialog zwischen Weisheits- und Wahrheitsdenken in Gang gesetzt werden. Versiert serviert er nun sozusagen den 2. Gang des Bildungsmenüs in Aphorismusform: ein leckeres, vitalisierendes, philosophisch-philologisches Menü, bestehend aus vielen kleinen appetitanregenden Häppchen (genannt Euphorismen), das zu jeder Tages- und Nachtzeit schmackhaft und bekömmlich ist. Geistige Nahrung für Connaisseurs sprachlicher Leckerbissen und alle, die es werden wollen. Für Gourmets und Gourmands gleichermaßen.
Der Chef de la cuisine lebt in Würzburg, denkt aber überall.

Edition Noëma
Melchiorstr. 15
D-70439 Stuttgart

info@edition-noema.de
www.edition-noema.de